笑いで健康長寿

橋元慶男

はじめに

このストレス社会をたくましく生き抜く知恵として、「笑い」の活用は不可欠です。

人間は前頭葉が発達しているので、ストレス自体を避けることはできません。

だからこそ、ストレスを回避・緩和する手段として、人間特有の「笑い」があるのです。

笑いは、神様からのプレゼントです。


ストレスの多くは、人間関係に起因していますが、笑いを意識することで、気の重い人間関係も楽しい人付き合いに変わります。

人間関係の潤滑剤は、「笑い」にあることに気づいてほしいと思います。

露出した顔には感覚器官が集まり、目（視覚）、耳（聴覚）、鼻（臭覚）、口（味覚）、肌（触覚）からの情報が脳に伝わり、表情にフィードバックします。

あなたの周囲には笑顔のプレゼントを、心から求めている方々ばかりです。

「笑い上手は生き方上手」で、笑いの効用を認識していただくためのノウハウを本書でお届けします。

笑いの効用を再認識して日常生活に活用し、健康長寿で楽しい日々を送られることを祈願します（合笑）

２０２１年５月

目次

第4章 健康方程式

第5章　健康長寿を引き寄せる対人術

第6章　笑いと認知症予防

第1章 いかに健康寿命をのばすか

人生120歳時代の到来

半世紀前までは「人生50年」と言われていました。江戸時代から明治初期は疫病などもあって人生40年、大正末期になっても42歳だったのです。

ところが寿命はどんどんのびて、今では「人生１００年時代」と言われています。さらには、「やがて人生１２０年時代が到来する」とも言われているのです。

ＷＨＯが発表した２０２０年版の「世界保健統計」(World Health Statistics) によると、世界の平均寿命は72・０歳。男性の平均寿命は69・８歳で、女性は74・２歳となっており、女性のほうが寿命は長くなっています。

日本はというと、平均寿命は84・２歳で、男性は81・１歳、女性は87・１歳で、やはり女性のほうが7歳ほど長生きしているのです。

次に、健康長寿の代表ともいえるセンテナリアン（１００歳以上の人のこと。百寿者）に目を向けてみましょう。

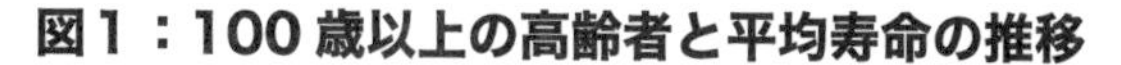

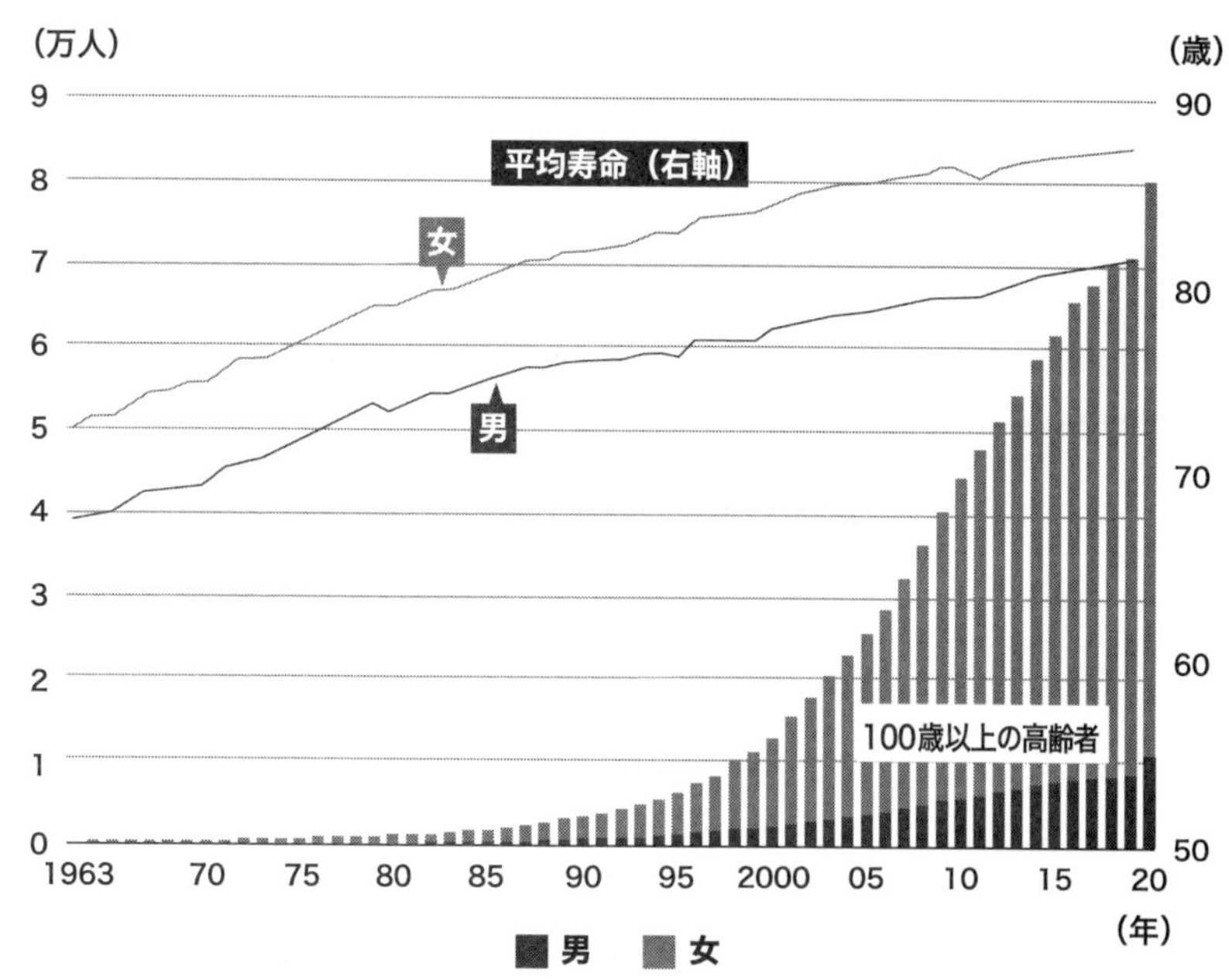

（厚生労働省発表のデータをもとに編集部で作成）

図2：人口10万人あたりの100歳以上人口

多い県		少ない県	
島根県	127.6	埼玉県	40.0
高知県	119.8	愛知県	41.8
鳥取県	109.9	千葉県	46.0
鹿児島県	108.9	大阪府	46.7
山口県	100.5	神奈川県	47.4

（厚生労働省発表のデータをもとに編集部で作成）

私は、昭和38年の100歳以上の高齢者が153人だったことを覚えています。

そこから年間650~700人ずつ増加して、2020年9月1日時点の住民基本台帳では、100歳以上の高齢者の数は初めて8万人を突破し、じつに8万450人となっています。

日本は世界有数の長寿国なのです。

昔は「親孝行したいときには親はなし」などと言っていましたが、今は「親孝行したくもないのに親がいる」という時代を迎えていることになります。

それにしてもなぜ、こんなに長生きする人が多くなったのでしょう。いろいろ検討したところ、2つの理由を突き止めました。

ひとつは「死なない」ということです。

お嫁さんは「今度こそ、おじいちゃんは死ぬかも」と楽しみにしているというのに、ICUに入って点滴を受けると元気になるのです。

「心配かけたなぁ」と家に戻って来てしまって、お嫁さんも葬儀屋さんもガッカリというケースが増えているようです。

そして、長生きの方が増えたもうひとつの理由、それは健康管理です。

今は具合が悪くて病院に行くのではなく、「具合が悪いとき以外は病院にいる」という状況になっています。しょっちゅう病院にいますから、健康管理がしっかりとできているのです。

ちなみに、健康管理というのは、大きく「体調管理」「寿命管理」「容姿管理」の3つにわけられます。

容姿管理というのはおもしろいもので、京都医科大学の石川先生の研究データによると、25歳の人はプラスマイナス4歳とのこと。若いように見えても21歳、老けているように見えてもせいぜい29歳ということです。

これが35歳になるとプラスマイナス8歳、45歳ではプラスマイナス12歳、55歳ではプラスマイナス16歳、65歳の人はプラスマイナス18歳となります。

65歳の人が50歳ぐらいに見えるかと思ったら、80歳のおじいちゃんにも見えるのです。こうなると同窓会をやっても、誰が先生か生徒かわかりません。

話をもとに戻しますと、人生120年時代と言われるのには根拠もあるのです。

大型動物はだいたいが長命です。ネズミなどは1～2年、セミの命は数日でせいぜい1～2週間ですが、カバなどは90年くらいの長生きです。

一般に哺乳動物の寿命は成長期の5倍と言われており、人間の成長期のピークは24歳。その5倍は120歳というわけです。

人生60年時代の頃には、私たち人間のライフステージは成長期20年＋活動期30年＋老年期10年と考えられていましたが、現在の人生100年時代においては、成長期20年＋活動期50年＋老年期30年となっています。

さらに、これから到来する人生120年時代になると、成長期20歳＋活動期60年＋老年期はなんと40年にもなるのです。

40年という長い老年期をいかに過ごすか。

長生きが当たり前になった現代においては、これがとても大事なテーマになっているのです。

長生きするのは心のゆとりがある人

人間の「一生の食いぶち」と「呼吸数」は、およそ決まっていると言われています。病人というのは「ハァハァハァ……」と呼吸が激しいですね。カッカして年がら年中、怒ってばかりいる人で長生きしている人もいません。

だいたい長生きしている人は呑気で、借りたお金のことも忘れるぐらいの人、笑い上手な人はやはり長生きしています。

その意味で「スローライフ」というのは、やはり大切です。

「忙」という字は、心を亡くすと書きます。

現代人は精神的にも、時間的にも、そして空間的にも忙し過ぎます。人間関係がうまくいかないのも、仕事で失敗するのも、全部ゆとりがないからです。

先日、車を運転していると、反対車線が混んでいました。右折をする車が１台あるので、それを通してあげたら、渋滞はすぐに解消です。

みんな「われ先に」で、道を譲る心のゆとりがないのです。しかし、ゆとりがないと、いろいろと失敗してしまいます。

私は企業で就職の面接官を務めることもあるのですが、そこでもゆとりのなさを感じることが多々あります。

私　「君、電気は強いかね？」
学生「ハイ、150ボルトぐらいだったら何とか耐えられると思います！」
私　「……」
私　「君の座右の銘は？」
学生「左右の目ですか。おかげ様で両方とも1・2です！」
私　「……」
私　「家業を言ってください」
学生「はい、かきくけこ！」

私「……」

こんな調子なので、出ていくときまで慌てていて、部屋を出る際にノックをして出て行った学生もいました……。

ゆとりがないのは学生だけではありません。年末のあわただしい時期に、夫婦喧嘩がはじまりました。

勢い余って夫が妻に「出て行け！」と言ったのです。

怒鳴られた妻も「出て行くわよ！」と言い返して本当に出て行こうとすると、夫が入口に突っ立っています。

「ちょっとどいて！」と言うところを、怒っていたために、「ちょっと抱いて！」と叫んでしまったそうです……。

長生きのためだけでなく、恥ずかしい思いをしないためにも、心のゆとりを持ちたいものです。

いかに健康寿命をのばすか

冗談はさておき、寿命がのびることで考えておかなければいけない問題も出てきています。

75歳以上高齢者の全人口に占める割合は年々増加していて、２０５５年には全人口の25％を超える見込みです。

認知症の有病率も調べてみると、年齢が上がるにつれて上昇していることがわかります。80歳代前半では21・８％に留まっていますが、それ以後は急速に上昇しているのです。

１００歳以上の約8割は、認知症です。しかも残り半分は寝たきりの状態で、毎年１１０万人ほどが亡くなっています。

２０２５年の認知症の有病者数は約７００万人という試算もあり、これは65歳以上高齢者の約５人に１人が認知症ということを意味しています。

長生きできるようになったとはいえ、認知症や寝たきりではなく、できるなら健康長寿で生きたいものです。

海外に目を向けると、アメリカはその昔、健康問題に関して、フォード大統領がマクバガン議員のマクバガンレポートを採用して、日本食を見習い、肉食中心から魚と野菜に切り替え、タバコをやめて寿命を伸ばしています。

アメリカの人口は日本の2倍、100歳以上は日本の3倍です。

日本の100歳以上は寝たきりが6割ですが、アメリカは7割以上が「起きたきり老人」なのです。暖かいフロリダは老人人口が半分以上ですが、第2の人生をバカンスして楽しく過ごしています。

健康には2つの考え方があります。

ひとつは、病気でない状態をあらわす「ヘルス」(Health)という健康観。

もうひとつは、病気かどうかではなく、健康のレベルを高めて、生活習慣病を改善する「ウエルネス」(Wellness)という健康観です。

「オプチマル・ヘルス」(Optimal Health)という言葉を聞いたことがあるかもしれません。これは心も体もイキイキした最高の健康状態で、その状態をいかに維持していくかにポイントが置かれています。

また、フレイル（Frail）という言葉をご存じでしょうか。フレイルというのは、日本老年医学会が提唱した概念で「虚弱」（Frailty）の日本語訳です。

健康な状態と要介護状態の中間に位置して、身体的機能や認知機能の低下が見られる状態のことを指すのですが、適切な治療や予防を行うことで要介護状態に進まずにすむ可能性があります。

フレイルの進行を予防するためには「身体的」(Physical/Frailty)、「精神的」(Mental/Frailty)、「社会的」（Social/Frailty）な3つの側面から対応する必要があります。

・身体的……低栄養素、口腔機能低下、運動器障害
・精神的……軽度認知障害、うつ、認知症
・社会的……閉じこもり、孤立、孤食

これらを踏まえて、健康長寿の柱は何かというと、「栄養」「身体活動」「社会参加」になります。

運動不足による筋肉の衰えを「サルコペニア」（Sarcopenia）と言いますが、一般的には、健康な状態から一気に要介護の状態になるのではなく、プレ・フレイル、フレイルに至って、そして要介護という過程を辿るのです。

健康寿命という言葉がありますが、これは生活の質（QOL）と活動度（ADL）を考慮して、認知症状もなく、介護を必要としない状態のことです。

平均寿命＝健康寿命＋介護寿命なので、寝たきり状態で、介護寿命を延ばしてもつらいだけです。健康寿命と平均寿命との差は9～13年と言われ、この差を短くして健康寿命をのばすことが大事になってきます。

健康維持・増進による健康長寿には次の3つが欠かせません。

1　栄養……食事内容や栄養

2　運動……適度な運動を持続する習慣。ただし運動もしないと廃用性萎縮となり、やり過ぎると可用性老化を招くので適度が良い

3　休養……身体的・精神的な休養と十分な睡眠

孤独力を養う

フレイルの進行を予防するためには「身体的」「精神的」「社会的」という3つの側面から対応する必要があると前述しました。

なかでも、ここ数年、社会問題となっているのは、閉じこもりや孤立への社会的対応です。

独居老人が増えていることは、たびたびニュースにもなっているので、ご存じかもしれません。

総務省統計局のデータでは、2030年には3世帯に1世帯が単身世帯となることが予想されており、孤独死の件数も比例して増えていくと考えられます。

また、2035年には、95歳の一人暮らしは、全人口の4割になるとも言われているのです。

となると、その頃に生きている可能性があるのであれば、逆説的な考えかもしれませんが、今から認知症予防と健康長寿のために、ひとり暮らしの練習を積みたいものです。

昔なら死んでいる人が生きている時代です。

今はどこかで独り身を望んでいたりもしますので、独り身を嘆くのはぜいたくというものです。

人生を楽しくするための条件は次の３つです。

1　好奇心を持つこと
2　予見なく、そのまま受け入れる、素直になること
3　肯定的に考えてみること

「好奇心を持ち」「素直で」「肯定的に考える」を心掛ければ一人暮らしを楽しめます。

残された人生もおもしろく、おかしく生きていたほうが良い、快感原則に忠実に生きることです。

つまらない心配をするのをやめて「ケセラセラ（なるようになる）で生きること。

ひとりになったら、「人のことなど知ったものか」と、自分の心地良さを求めて続

けること。ひとりになったら、1日中楽しいことを考えて暮らすことです。

日本では現在、年間で推計3万人が孤独死していると言われています。

ひとり社会を生きていくためには主体性が必要で、他人に迎合しないで、自分の意思で物事を決める必要があります。

食事も、ひとりで食べる楽しみを見つけながら食べる。料理を味わう楽しみには開放感があります。五感を磨くには、ひとりご飯が良いのです。

ひとり暮らしを充実させるためには、食べることによる充実感が大事です。

他人をうらやむことをやめて、人と比べる癖はやめることです。そうでないと、つらくなるだけです。自分にないものをうらやましがったり、ほしがったりしないことです。

ただし、自己満足や感謝のために比べるのは結構でしょう。

ひとり暮らしには、「リラックス効果がある」「自分を見つめることができる」「独創力が養われる」などの利点も多くあります。

寂しさに強くなれば、人生は楽しくなります。

孤独に過剰反応して、孤独という言葉に弱い人は不幸です。

寂しさに慣れ親しむと、日常で味わう寂しさなんて、どうってことはなくなります。

つまり、孤独に強くなると人生は楽しくなるということです。逆に、孤独に負けてしまうと、悲惨な運命になります。

ひとりに強くなるためには断捨離（断って、捨てて、離れる）で、情報を断ち切って、いるものを快く捨てて、人から離れることです。

他人への思い込みを捨てて、つかず離れずの人間関係にする。

とくに高齢になってからは、人間関係を少なく浅くして、他人に依存しない孤独力を磨き、ひとりを楽しむことです。

ひとりの孤独を味わうと、新しい人生の楽しみ方がわかってきます。それが健康長寿の力点でもあります。

健康の新しい捉え方

ここで「健康」の定義を今一度、整理してみましょう。

ＷＨＯ（世界保健機構）の健康の定義は「健康とは、身体的、精神的および社会的に完全に良好な状態にあることであって、たんに病気や虚弱でないというだけではない」となっています。

最近はスピリチュアル（Spiritual）な健康が加わっているのです。スピリット（Spirit）とは精神（魂）のことです。

私は、スピリチュアルな健康というのは「魂を揺り動かす感動」のことだと思っています。

そのための脳細胞を活性化させるための行動指針は、次の３つです。

1　夢を持つこと

2　三感思考（日々の生活を感動・歓喜・感謝で送る）

３　陽転思考（プラス思考）による積極心、向上心、好奇心、楽天心を持つこと

２つ目の三感思考というのはご存じでしょうか。３つの思考というのは「感動」「感喜」「感謝」のこと。

感動があることによって、ガンを退治してくれるＮＫ（ナチュラルキラーズ）細胞も活性化するわけです。

ノルウェイで、中年サラリーマン２０００人を対象とした興味深い実験がおこなわれました。

ひとつのグループは何も言わず、何もせず、本人任せ。

もう一方のグループは、何人もの医師をつけて、毎週、定期的に健康アドバイスを送ったのです。

さて、結果はどうだったと思いますか。

アドバイスを受けていたグループのほうが、不健康で病気にかかる率が高かったのです。

医師のアドバイスや診断を受けることで、落ち込んだり、深刻に受け止めたりするので、ストレスになる場合が多かったためです。

ストレスは自己免疫力や抵抗力を弱めるため、病気に罹りやすくなります。

ですから若いうちは別として、60歳や70歳なって、あわてて好きなことをやめる必要はありません。

本当に体に悪いのであれば、それまでに害が現れているはずですから、急に無理して中止することは、かえってストレスを生むことにもつながるのです。

インドで出会った98歳のヨギ（ヨガをする人）は、8歳でタバコの葉巻を吸って、今でもヘビースモカーを通しています。

タバコが良いという話ではありません。いかにストレスを抱えないようにするかということです。


健康には「心の健康」と「身体の健康」が深く関係しています。

年を重ねると、とくに病気でなかったとしても、たくさんの検査を受けるようになります。

ところが、現在の検査基準というのは、20歳代までを基準にして構成されているのです。

高齢になれば、血圧や血糖が上がり、血沈にも変化があって当然ですが、検査基準によって病名を付けられてしまい、「病気持ち」にされてしまいます。

そして、医師の指導のもと、基準値に戻そうと薬漬けになってしまうのです。

その結果は、どうでしょう。

血圧は基準値に戻っても、逆効果で認知症を進めてしまったりします。

つまり、あまり「検査基準値神話」に振り回されないことが大事です。多くの病気の原因は、過労か人間関係のストレスか、薬の飲み過ぎです。

服薬にしても、体重が90キロの人と35キロの人が同じ量の薬を飲むのでは結果が同じはずもなく、一方は副作用で苦しむ結果を招きます。

無病息災な状態だけでなく、多病息災でも健康です。

さまざまな病的な状態を持ちつつも、これらがどれも生命を脅かすことなく、生命との間に均衡を保っている状態。どの病気も、宿主である私たち人間を殺してしまうところにまでは到達しない状態。これが多病息災です。

実際、センテナリアンも無病息災の人は皆無で、ほとんどが病気持ちです。しかし、病気を体からの警報（サイン）と受け止め、自主努力で生活習慣を改善し、元気であることがわかってからは、生活の質などを考慮するようになります。

その結果、無病息災ではなく、多病息災で「病気と共生する健康観」へと変わっていくのです。

長寿社会においては「病気と共生する」という新しい健康の捉え方が必要です。持病を「身体からのサイン」と受け止め、生活習慣の改善を試み、生涯現役を目指しましょう。

センテナリアンの調査から、「百寿者の秘密」も少しずつ解明されてきています。多くの誤った健康情報に振り回されず、百寿者の健康管理を見習って、自分の健康は自分で守る「自己保全義務」を励行し、健康長寿の百寿者を目指すのです。

これからの新しい健康の捉え方は、「病気と共生する」ということです。

前もって防ぐ「健康予防」

健康の新しい定義を確認したところで、次は、健康を守るための「健康予防」についても確認してみましょう。

ここで言う予防とは、「悪い事態にならないように前もって防ぐこと」という意味になります。

健康予防は１次、２次、３次の３つにわかれています。

１次予防は、保健分野における「健康増進」「発病予防」「生活環境の改善」「食生活の改善」「禁煙・禁酒、予防接種」などがあげられます。

２次予防は、医療分野における「早期発見・早期治療の健康診査やガン検診」、「スクリーニング」などになります。

そして３次予防は、福祉分野における「リハビリテーション」「病気の再発防止への取り組み」「褥そう予防」「機能回復」「職場復帰」などの取り組みがあります。

また、国民の健康増進の推進に関する基本的な方向や、その目標に関する事項などを定めた「健康日本21」（第2次）では、健康に関する質（QOL）の向上を目指して、自分の健康は自分で守る「自己保健義務」の励行の具体的目標として、左記の基本方針が示されています。

1　壮年期脂肪の減少
2　健康寿命の延伸と健康格差の縮小
3　生活習慣病の発症予防と重症化予防
4　社会環境の質の向上および生活習慣の改善
5　社会生活機能の維持・向上
6　食生活、身体運動、休養、禁煙・飲酒、歯・口腔健康など7分野の設定

なかでも、1次予防の重視が掲示されていて、環境整備や生活習慣病予防（食生活・運動・メンタル面・禁煙・飲酒など）で、健康増進に関わる団体との連携などが呼びかけられています。

図3：健康予防の3つの段階

1次予防	健康増進 発病予防 生活環境の改善 食生活の改善 禁煙・禁酒、予防接種	生活習慣を改善して健康を増進し、生活習慣病等を予防すること。
2次予防	早期発見 早期治療 健康診査やガン検診	健康診査などによる早期発見・早期治療。
3次予防	リハビリテーション 病気の再発防止への取り組み 褥そう予防 機能回復 職場復帰	疾病が発症した後、必要な治療を受け、機能の維持・回復を図ること。

ガン、心疾患、肺炎などによる脳卒中で倒れる人の約70%が生活習慣病です。

糖尿病は予備軍を含めて約2200万人で、日本人の5人に1人が糖尿病と言われています。

高血圧5千万人、高脂血症も3300万人いると推計されています。

生活習慣病は、かなり進行しないと自覚症状がありません。ガンも、何年もかかって進行するケースが多いのです。

自覚症状が現れた段階では、治療は極めて困難であると言わざるを得ません。

これらの病気も早期にその芽を見つけて治療を始めれば、治癒させることもできるのです。

長寿の秘訣

さて、あなたは何歳まで生きようと思っていますか。

「馬鹿なことを言うな、人間はいつ死ぬかわからないじゃないか」

そう思う方もいるかもしれませんが、それは、いつ死ぬかわからないような生活パターンをしているからです。

昔話の桃太郎を世界に広める活動をしている「日本桃太郎の会」をご存じですか。

その初代会長だった小久保桃江さんは104歳で亡くなりましたが、あの方は布団から起きても、すぐには立ち上がりませんでした。

20分はモゾモゾしながら、布団で自転車こぎをしたり、体の柔軟体操をしたり、夜中におしっこに行ったら、必ず冷水で目を洗っていたそうです。

昼寝から起き上がっても、必ず目を洗うのが習慣でした。

年を重ねると誰だって目の病気になるものです。ところが小久保さんは、緑内障、白内障など目の病気になったことがなかったのです。

さらに夜、布団に入るときも、私たちとは生活姿勢が違いました。

「怒ったまま寝ると、それをずっと引きずるよ。だから私は布団の中で寝るときは、楽しいこと、うれしいことを思い出しながら、ニコニコ笑顔を作ってから寝る」

こう語っていました。

長生きする人というのは、やはり命を大切にした生活をしていて、それに体が無意識に反応しているようです。

その意味において、やはり日頃の生活習慣は大切です。

自律神経のクセというのは、過去も未来も現在もありません。

昔の嫌なこと、許せないことを思い出したら、すぐにそれに反応し、交感神経が作動して、ドキドキと心臓が高まって血圧が上がって、脈拍も早くなるのです。

楽しいことを思い出して「ああ、楽しいな」と思ってニコッとしているときは、副交感神経が働き、ドーパミンが出て、体もそれに反応します。

ところで、都会の人と田舎の人、健康状態はどちらのほうが良いと思いますか。

医学界の発表によると、都会の人のほうが良いそうです。

なぜなら、都会の人はよく歩きますが、田舎の人は、少し不便だと車を使って歩かなくなっているからです。

歩くのは健康に良いのです。

笑うのも健康に良いのです。

一番良い健康法は、歩きながら笑うことです。

いいことは今日から始めましょう。

ただ黙々と、苦虫をかみつぶしたような顔で歩いている人がいますが、せっかく健康のために歩くのだったら、もう笑いこけながら歩くのが良いのです。

でもこれには、一つだけ欠点があります。だんだん友達が少なくなる。これが欠点です。

自分の健康を選ぶか、友達を選ぶか。その選択はお任せします。

第2章
笑いが心身にもたらす好影響

笑いは神様からのプレゼント

前章では、寿命がどんどんのびている現状を確認しつつ、新しい健康の定義や健康予防についてお話ししましたが、そもそも健康であることの目安は何だと思いますか。健康かどうかは、笑えるかどうかです。

不健康になると、笑顔が消えて、人の話も聞けなくなるからです。その意味で、笑いと健康は密接につながっていると言えます。スマイル・コミュニケーションは、ストレス社会を生き抜くための潤滑材としても大事です。

今やメタボリック症候群（内臓脂肪症候群）は、予備軍を含めて約2700万人いると推定され、40～74歳の男性2人に1人の割合です。

この背景には、ストレスに起因する笑いの欠乏があります。

ですから、私はＩＱ（知能指数）やＥＱ（心の感情指数）にちなんで、「ＨＱ」の必要性を提唱しています。

私がHQと言った途端に、最後まで話を聞かない同僚が「私は、IQは先生にかなわないけど、HQは絶対に負けませんよ」と言いました。

「どうして？」と聞くと、「だって、HQって変態指数でしょう」と笑っていましたが、HQのHはユーモア（humor）のHです。

HQとは造語で、「ユーモア指数」「笑能力」（humor quotient）のことです。

笑いは元気に生きるために必要です。

心身の調子がおかしくなったとき、笑うことがある種の毒消しとして、健康に生きることに役立ちます。

また、笑いは親和的に生きるためにも必要です。

仲間との親和関係を深めたり、維持発展したりするのに、笑いが深く関与しているのです。

笑いが、重要なコュニケーション手段であることは言うまでもありません。

胎児は8ケ月で笑いはじめますが、前頭葉が発達した人間のストレスを回避・緩和する手段として、笑いは神様から授けられたプレゼントと言えるでしょう。

笑顔は恐怖と怒りを緩和する

人間の本能的な恐怖は「落下の恐怖」と「音の恐怖」の2つしかありません。「恐怖と怒りを緩和するものは何か」というスタンフォード大学のジュニア博士の研究の結論は、「笑い」なのです。

スチュワーデスの佐々木朝子さんという方がいました。1965年、彼女が乗務員として、帯広空港行きに搭乗していたときのことです。

飛行機が着陸態勢に入ったとき、右の車輪が出なくなりました。管制塔からは「とにかく燃料を使い果たすまで上空を回っていなさい」という指示。

たまたま乗り合わせた朝日新聞社のカメラマンが、自身も恐怖のなかで、一部始終を撮影していました。

そうすると、泣き叫ぶ人もいる、遺書を書く人もいる。機内を走り回る人もいる。なかには嘔吐している人もいる。

そのとき、佐々木朝子さんが走ってきて、「皆さん、私の顔を見て」とニコニコ。「大丈夫、大丈夫。うちのパイロットは腕が良いから、皆さんの命は私たちが絶対に守りますから、心配しないでいいですよ」と、笑顔で震えている人たちに声をかけていたのです。

やがて、管制塔から着陸許可のサインが出て、滑走路に滑り込みました。その瞬間、機内は歓喜の渦に包まれたのです。

降りてきた乗客は「あのスチュワーデスの笑顔に救われました」「あのスチュワーデスの笑顔がなかったら、私たちは気が狂っておかしくなっていました」と口々に言ったそうです。

そうです、上に立つ人が不安な顔をしていれば、まわりに投影しますので、不安に引きずり込んでしまうのです。

どういうときでも、笑顔で落ち着いた冷静な態度は大切です。

脳は、笑顔の真偽を識別しません。

作り笑いも表情筋の刺激から、同じ「快」の刺激を受けて、気分に影響します。

図4：笑いの4作用

1	笑いの親和作用	ユーモアを通じて、笑いを共有できます。
2	笑いの誘因作用	笑いには引っ張り込む力があります。
3	笑いの浄化作用	笑いにはストレス解消の力があります。
4	笑いの快報作用	頭が冷静になり、複眼思考ができます。

楽しくて笑うことは誰でもできますが、楽しくなくても笑うことができるように訓練するのです。

19世紀にウィリアム・ジェームズとカール・ランゲという2人の学者は、現代心理学におけるもっとも初期の感情理論として、ジェームズランゲ理論を唱えました。

この理論では、一般論として知られる「悲しいから泣く」「楽しいから笑う」といった「情動→身体変化」ではなく、「泣くから悲しくなる」「笑うから楽しくなる」といった「身体変化→情動」の道筋が示唆されているのです。

この「楽しいから笑うのではない。笑うから楽しくなる」ということを、心理学では「顔面フィードバック効果」と言います。

笑いも怒りも習慣性の問題で、後天的な体験学習によって習得できるのです。

「日常の喜び探し」や「うれしがり屋になる」といった習慣から、良い表情（笑顔）になり、良い人相を作るということです。

笑顔で楽しくなる理由

前項で触れた「身体変化→情動」について、なぜ笑顔で楽しくなるのかを解説しておきましょう。

意図的に笑うことで、それに伴った感情が表出することを英語では「Motion creates Emotion」（動作が感情を生む）と言います。

●顔面フィードバック効果

微笑によって大頬骨筋の収縮と眼輪筋の収縮が起き、この組み合わせが脳に伝達されます。

すると、脳内の表情に相応した感情を起こすプログラムが刺激され、楽しい感情となります。

●脳の血液の温度変化

顔の表情筋は、静脈洞への血液の量と鼻に入る空気の量を変化させ、海面静脈洞の血液変化を起こすことによって、感情に関係する物質の量が変化します。

脳から心臓に返る静脈血流が表情筋で制止されると、迂回して、鼻の奥を通過するため、心臓からの頭に上る血流が冷やされます。

脳は、冷たいと快を感じるため楽しくなります。

●先行研究と笑いエクササイズの比較

・先行研究……不随意的笑い（意図しない笑い）
刺激↓認知↓笑いの表出
（例）ユーモア・落語など↓おかしい（思考）と感じる↓ハッハッハッと笑う

・笑いエクササイズ……随意的笑い（意図的な笑い）
刺激↓笑いの表出↓認知
（例）笑う↓ハッハッハッ↓だんだんとおかしい気分になる

笑いが心と体にもたらす効果

健康には心と身体が深く関係しています。心と体は相関関係にあるのです。

笑いが心と体にもたらす効果は図5の通りですが、なかでも注目したいのは「身体変化→情動」によって、今あるストレスさえも緩和されることです。

ストレス状態というのは、ストレス作用（ストレッサー）によって生じ、精神症状、身体症状、行動異常があらわれます。

出来事（悩みごと）が起こると、自分自身の考えや価値観によるスキーマ（考え方のクセ）から、頭で考え（脳内会話）、それに反応して、感情が生まれ、反応が生じるのです。

行動には「肉体反応」「精神反応」「行動反応」の3つがありますが、この脳内会話を「客我」（意識される自我）として、もうひとりの自分「主我」（意識する自我）が評価しないで客観的視野で観るようにします。

図5：笑いが心と体にもたらす効果

心	体
ストレス緩和効果（ストレス解消）	開運効果
人間関係円滑効果	免疫力を高める
開運効果	脳内麻薬効果（痛みを抑える）
	自律神経の働きが良くなる
	細胞や血管を若々しくする
	運動効果

この手法を私は「自己観察法」（自観法）と呼んでおり、「ストレス解消法」として、お勧めしています。

毎日、鏡の前で笑顔のチェックをしてみてください。口角が上がっているかをチェックするのです。

笑いは睡眠剤でもあり、よく笑う人がよく眠れるのは、笑いも睡眠も副交感神経の働きが関わっているからです。

また、「笑い」と「泣き」は反対の作用がありますが、免疫増強の点においては「泣き」より「笑い」のほうがすぐれています。

笑いが心身にもたらす有用的影響

笑いがもたらすさまざまな効果を、ここで一度まとめておきましょう。
全部で6つにわけられます。

1　ストレス解消効果
精神的・心理的効果として、脳内ホルモン（β-エンドロフィン）が分泌され、痛みなどの疼痛の耐性値を上げる痛みの緩和作用で、ストレス解消を期待できます。

2　心理指標の改善向上効果
Life satisfaction（人生満足度）は笑いと相補的関係にあり、頭がスッキリして、やる気や生きがいがアップします。
心を癒し、なごませることで、人や社会との交際、医学、介護、教育にも威力を発揮します。

また、自分が笑うことで相手も笑顔にする（ミラーの法則）で世界平和につながるとともに、ＰＯＭＳ（心理指標）の改善向上も見られます。

３　認知症予防効果

心臓・血管への効果として、血管壁をやわらかくして、血管内皮機能を改善します。心筋梗塞のリスクを下げ、糖尿病患者での心筋梗塞再発のリスクを下げます。また、血液をサラサラにし、生活習慣病の予防、脳神経細胞の老化を防止します。こうした効果により、認知症予防や改善になります。

４　癒し効果

呼吸器への効果として、笑いはＣＯＰＤの呼吸器機能や喘息を改善します。α波が増えてリラックスできるので、そこにいるみんなが癒されます。

５　代謝性効果・快眠効果

代謝性効果としては、15分の笑いで40キロカロリーのエネルギー消費になります。

図6：笑いが心身にもたらす有用的影響

笑う（吐く）	呼吸	泣く（吸う）
副交感神経	自律神経	交感神経
解消（多）	ストレス	解消（少）

つまり、食後過血糖を改善します。

腹式呼吸を促し、消化機能を高めて、横隔膜や腹筋等を強めて、便秘を予防します。

また、笑いによる快眠効果も見られます。

さらに、産科的効果もあり、笑った後の妊娠率が対象に比べて高くなっています。

6　ガン予防効果

免疫学的効果も見られ、ＮＫ細胞が増えて免疫機能が向上することにより、ガンの予防になります。

感謝の気持ちを持つ

仏法では、笑顔は「和顔施」と言って、和顔とは、にこやかな顔ということ。にこやかな顔に接すると、こちらも気分が良くなり、心がやわらかくなります。

ですから、何はなくても他人に笑顔を贈ることは、最高の布施であると説いているのです。相手を受け入れ、許し、癒す効果があり、同時に自分自身まで癒される。それが笑顔です。

ミドルエイジ以上の方を対象に「何を頼り、支えにして生きているか」というアンケート調査がおこなわれたことがありました。

男性の１番は、女房だそうです。女性の１番は子ども、２番は友人、３番はお金という結果でした。

男性は女房に対して依存心が強い。女性は亭主が亡くなっても、泣いているのは３日ぐらいで、第１章のデータが示す通り、長生きする傾向があるのです。

私でもこの年になると、ひとつだけ心配なことがあります。それは今、女房に放られたら、どう生きていこうかという心配です。

ですから、私は家で女房と目が合ったら、拝むことにしています。そして、ボソボソと意味不明なことをつぶやくのです。

すると、女房も私のその哀れな姿を見て、消えかけていた母性本能が刺激されるのか、笑顔になるのです。今では家内（カナイ）ではなく、オッカナイです。

狭い廊下で、女房とすれ違うときには、壁つたいです。この様子を見た3歳の孫に「おじいちゃん、何しているの？」と聞かれたことがあります。

「これ、何に見える？」

「クモみたい」

「そう！　クモのことを英語ではスパイダーと言うんだよ。だから、これからは、おじいちゃんって陰気臭い呼び方をしないで、スパイダーマンと呼んでくれる？」

「ウン」

子どもは素直ですね。

それから、孫は私のことを「スパイダーマン！」と呼んでいます。スーパーで私の姿が見えなくなっても「スパイダーマン！」です。

まわりの人たちは、「この子、おかしなことを言っているよ」という目で見ていますが、私は「ヨシヨシ！」と。

先日、この孫とタクシーに乗ったのです。

愛想のいい運転手で、振り返って笑顔で「どうもありがとうございます。どちらまで？」と聞いてくれたのですが、そのとき前歯が銀歯になっているのが見えました。

それを見つけた孫が「おじさん、何で歯が光っているの？」と聞くのです。

余計なことを聞くなあ……と私は思いながらも、怒れません。

すると、この運転手は良い方で「磨き過ぎたからだよ」と言ったのです。これが生きた教育だなぁと、私は関心しました。

ところが油断できません、走り始めると、運悪くも運転手の頭の真ん中あたりが禿げていたのです。イヤな予感がしましたが、案の定それを発見して、「おじさん、頭も磨きすぎたの？」。

そんな笑顔になれる孫と暮らしています。

笑顔のために大事なことは、感謝の気持ちを持つことです。

表情が変われば、心も変わる！

私は臨床心理士として、学校や行政の職員のカウンセリングにも携わっています。

初回面接のときには、不平不満の塊です。

自分のまわりはすべて敵で、「上司が悪い」「同僚が悪い」「親が悪い」など、自己防衛の姿勢がとても強いのです。

カウンセラーはそれを「受容」と「共感」の姿勢でひたすら傾聴に努めるわけですが、そうしていくと、やがて回復の兆しが見えはじめます。

感謝するものを発見していくのです。

「自分のことが嫌いで厳しく言うのだと思っていたけれど、本当は気にかけてくれていたのかも……」

「母親は私のことを嫌っていると思っていたけれど、そうではなく、すごく愛してくれていたのかも……」

不平不満の塊だったところから気づきはじめるわけです。

表情も能面みたいに無表情だったのが、笑顔も出るようになって、「自動思考」(Automatic Thought) の呪縛から開放されるのです。

笑顔は、感謝の表れであるとも言えます。


表情（笑顔）―感情（気分）―表現（言葉、態度、行動）には相関関係があります。

姿勢（形）↓気分（感情）↓行動・態度です。

Ｍｏｔｉｏｎ（動き）は、ｅｍｏｔｉｏｎ（感情・情動）を生むという意味の通り、心と感情は密接な関係があるのです。

表情が変われば、心も連動して変わり、心が癒されてストレスから開放されます。

笑顔も習慣性の問題で、心のゆとりでもあり、感謝に気づいたとき、自然にあらわれるものです。

感謝はポジティブな考え方であって、心の安定は感謝からはじまっていきます。

感謝療法の４つの要素

感謝から笑顔が生まれ、笑顔が健康をつくります。

これを「感謝療法」と呼んでいますが、感謝療法は次の４つの要素の関係から構成されています。

1　喜……「当然」（当たり前・普通）
2　楽……「感謝」
3　怒……「不平不満」
4　哀……「壁」（悩み、苦しみ、ピンチ）

順番に説明しましょう。

１　喜「当然」（当たり前・普通）

食べること、歩くこと、呼吸することは、「当たり前」で普通のことのようですが、この「当たり前」が崩れてしまうと、「苦」（悩み・不幸）になります。

普段、私たちはそのことを忘れてしまっているのです。

幸せと不幸せは表裏一体です。

衛生学者である戸田正三先生、宮入慶之助先生は、体の健康を「体の存在を感じないとき」として、頭が痛ければ頭の存在に気づくことを指摘しました。

私はこれに加えて、心の健康が何かと問われれば、「感謝するものに気づいたとき」と考えています。

64ページの図を見ていただくとわかるとおり、喜の「当然」と哀の「壁」は対極にありますが、「壁」は「当然」の喜を気づかせてくれるシグナル（サイン）と受け止められます。気づかない当然から、喜びは生まれません。

当然（当たり前）に守られ、生かされていることの意味に気づき、そして感謝で受け取れたとき、苦から開放され、成長できるのでしょう。

2　楽「感謝」

感謝とは小欲知足で、つまり、現状を満ち足りたものだと理解し、不満を持たないことです。

存在することが当たり前だと思っている酸素にまで心から感謝できる人は、身のまわりのあらゆることに感謝できるはずです。これが究極の感謝です。

幸せは、感謝できる精神状態にあるときに感じられます。

人格と個人の成長と変化における体系的な心理療法理論である「交流分析」の提唱者として知られるカナダの精神科医・心理学者のエリック・バーンは、その著書のなかで「他人と過去は変えられない」と語っています。

まわりを思うようにしようとしたときから、悩み・苦しみが生まれます。

感情の主人公は自分自身であり、天国も地獄も自分がつくっているのです。

また、イギリスの劇作家であるシェークスピアも「人間には本来悩みはない、悩みのないのが人間の本質である。本来悩みはないのだから、現実にあるのは人間がつくり出したものである。悩みがないと自覚すれば、悩みを打ち消す作用が働き、心の負担もなくなる」と語っています。

カウンセリングをしていると、クライアントさんの多くは、自分以外の他人に関する悩みで来談されます。

「子どもが勉強しない」「子どもが言うことを聞かない」「亭主の稼ぎが悪い」などがありますが、これらはすべて自分以外の他人に対する悩みです。

だから、「あなたは、自分の思い通りにならなくて悩んでいるのですね？」と聞くと、大抵の人が即座に「はい！」と答えます。

自分で作った錯覚や思い込みが幸せの邪魔をしているのです。

人は誰でも、その人なりに自分のベストを尽くして生きています。

ですから、他人に関することについては、Ｆｏｒｇｅｔ（恨まずに忘れる）＆ｆｏｒｇｉｖｅ（人の過ちを許す）の精神で、「壁」をつくらないことです。

他人を自分の思うようにしようとしたときから、「壁」に突き当たります。

感謝の「謝」とは謝ること、反省することです。

それに気づくことで、自分が変わります。

人は自分が気づいたときに変わるものなので、他人に強制されて変わるものではないのです。

3　怒「不平不満」

感謝の対極にあるのが、怒の「不平不満」です。

不平不満の多い青少年調査によると、日本は世界でもトップにランクインしていて、自由や個人主義、権利の主張という西洋思想に毒されているのか、感謝や恩義を忘れてしまって、「あれがほしい、これがほしい」「やってくれない、してくれない」といった不平不満のノイローゼ社会を生み出しています。

不平を言う人は概して、他人依存で、感謝することを忘れた利己主義です。わがままな人に多く見られ、否定的な言葉は、思考に影響して悩みや壁をつくり出します。

相手を自分のレベルに引き下ろして、人を許すことができないために、結果として、悩み苦しむことが多くなるので注意が必要です。

大人になっても不平不満の多い人は、人間的に苦労していない、成長していない人なんです。

批判と不平とはけっして同義ではなく、批判は理性的で客観性もありますが、不平は感情的で自分本位です。

４　哀「壁」（悩み、苦しみ、ピンチ）

人は思い通りになって「感謝」を忘れると、「不平」を言って努力をしなくなります。「壁」にぶち当たって、「当然」のありがたさに気づき、「感謝」することを知るための制限ルール（壁）があります。

難題の「壁」も、すべて自分の偉大さを思い出すための道具であって、「壁」を超えたところに成長があります。

世界の美しさを楽しむために、すべての難題・課題を用意してくれているように思います。

たとえば、悲しみは人間を謙虚にし、人と人を協調的にする有効な手段です。

悲しみは精神的に人間を高める魂の薬であり、悲しみの洗礼を受けていない人は、人間関係では未熟で不幸です。


この「壁」は、大きく次の5つの要素にわけられます。

「健康」、「仕事」（勉強や家事なども含む）、「経済」（お金）、「家族」、「人間関係」の5つです。

人生はＵｐ　ａｎｄ　ｄｏｗｎで、昼夜があり、四季があるように、生きとし生けるものはすべて変化し、生があるから死があるように、人生の波＝運気（バイオリズム）があります。

そして、5つの要素すべてがベストということがないように、すべてがピンチということもありません。

1つが突出すると、他に歪みが出ます。

ですから、ひとつがどん底になったら他に目を向けて感謝するのです。

ひとつが「壁」になったら、他の4つに目を向けて、その小さな明かりがあれば、這い上がる道しるべとなるのです。

人生は思い通り（当然）になると、感謝を忘れて、不平不満が多くなります。

つまり、不平不満の対極にあるのが「感謝」であり、「当然」からは「感謝」は生まれず、「当然」に気づかすために、対極に「壁」があるのです。

「壁」にぶち当たり、人は「当然」に気づき、「感謝」することを通じて、幸せを味わうことができます。

そのため、「壁」を通じて、「当然」を知り、「感謝」の念があらわれるのです。

幸せを感じるのは「感謝」の念が沸き、「幸せでありがたい」と思う瞬間ではないでしょうか。

私は不登校生に対して、精神的に人間を高める悲しみの洗礼を受けることの意義を伝えたことがあります。

当時、カウンセリングで不登校生の不平不満を耳にすることが多かったため、感謝の視点から、スキーマー（考え方のクセ）の修正を促していたのです。

不平不満が多くなるとストレス源となり、「壁」をつくってしまうからです。

図７：感謝療法の４つの要素

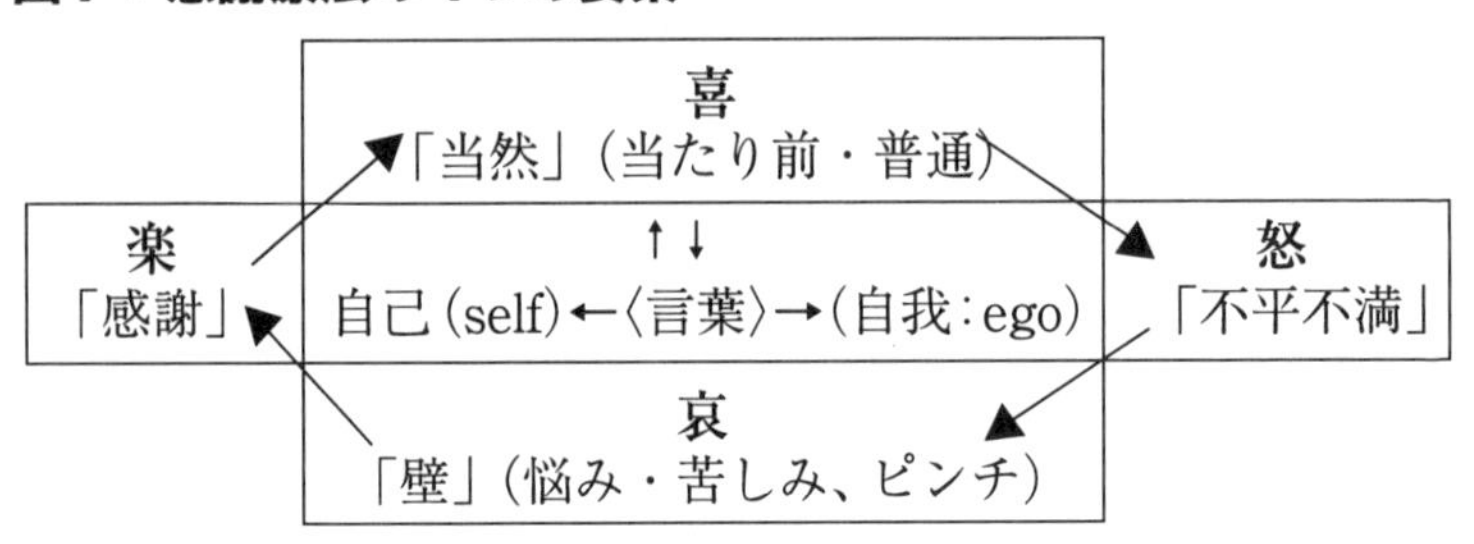

繰り返しますが、「感謝」することに気づかず、否定的な言葉ばかり遣っていると、やがて「壁」（悩み）をつくり出してしまいます。

前述したとおり、ｆｏｒｇｅｔとｆｏｒｇｉｖｅができないために、他人への依存と期待から、自らを苦しめている場合が多いのです。

許すことで安らぎを手に入れられることに気づかない場合が多いのです。

感謝の効用を活かすエクササイズ

では、ここで感謝の効用を活かすためのエクササイズを2つ紹介しましょう。

ひとつ目は、「アンカーリング」を活用します。

私は、学生たちに「お父さんの好きな面について20項目、書き出してみなさい」と言っていました。

しかし、大抵の女子学生は「父親の良い面が見つからない」と言うので、今の目の前の父親だけではなく、父親との過去の思い出まで広げて考えてもらっていたのです。

これをカウンセリングでは「アンカーリング」(anchoring) と言います。

過去の良い思い出に錨 (anchor) を下ろしてイメージするのです。

こうして20項目の課題をクリアした学生から電話をもらったことがあります。「最近は会話もしないで、父親に申しわけなく思った」と言うのです。

私は彼女に伝えました。

「人生にはいくつかハードル (壁) があるけれど、感謝する気持ちを持てる人は必ず乗り超えられるよ。感謝に気づいたとき、不満は消えるからね。良かったね」と。

旦那さんでも奥さんでも、お父さんでもお母さんでも構いませんので、好きな面を20項目書き出してみてください。

過去の良い思い出に錨を下ろすことで感謝の気持ちがわいてくるはずです。


ふたつ目のエクササイズは、「Ｔｈａｎｋｓ ｇａｍｅ」（喜び探し）です。

私は「感謝感性」という造語を使って、1日5つの喜び探しをしています。

これを「Ｔｈａｎｋｓ ｇａｍｅ」と呼んでいますが、自分の人生や他人、環境に感謝する心があれば、表情や精神におだやかさがあらわれ、良い状況を生み出します。

コツは笑いを意識することです。

笑いを意識化することで、ゆとりが生まれるので、感謝（外向き）できるようになります。

自分に感謝することがあると思える人は、精神的な健康を獲得できます。

笑いは、さらなる開運剤

笑いは、苦しみや悩みに疲れる心や体を「ほどよく、これをもって調和せよ」ということで、人間だけに与えられたプレゼントに他なりません。

笑顔の人のそばにいると、多少の悩みや悲しみがあっても忘れてしまうものです。

悲しいことやつらいことがあったら、いつにも増して笑ってください。

悲しいことのほうから逃げていきます。

人生の智恵とは、嫌なことは「何ものにもこだわらず、笑って無視して忘れる」ことです。

笑顔は幸運を引き寄せる魔法の磁石となり、笑顔は感謝のあらわれでもあります。

●３陽の法則

・表情（笑顔）↓感情（気分）↓表現（言葉・態度）

・陽相（笑い顔）↓陽言（ありがとう）↓陽体（陽心）

相手に映る自分に気づく

現代人には、笑うゆとりが不可欠です。

バンクーバーで、ＮＨＫのど自慢があったときのこと。出演していた80歳過ぎのおばあちゃんに、司会者が「おばあちゃん、大変だったでしょう。知らない国で55年間も。健康の秘訣は何ですか？」と尋ねました。

私はいまだに、このときのおばあちゃんの言葉が忘れられません。

おばあちゃんは何と言ったかというと、「Ｆｏｒｇｅｔ　＆　ｆｏｒｇｉｖｅ」と言ったのです。

Ｆｏｒｇｅｔというのは、忘れること。嫌なことがあってそれを溜め込んで、引きずっていたら、相手にも自分にも体に毒だから忘れることだと。

Ｆｏｒｇｉｖｅとは、許すこと、許してあげること。生まれも育ちもまったく違う2人が縁あって一緒になったのだから、相手をいちいち責めないで、許してあげることだと。

やはり人間というのは、許すということが大事なのです。

自分が気づいたときに、変化や成長できます。

感謝は人に求めるものではなく、自分の在り様です。

カナダ出身の精神科医であるエリック・バーンは「過去と相手は変えられない」と言っています。

過ぎ去った過去をクヨクヨ考えても仕方ないことです。過去のすべてを受け入れることです。

相手を自分の思うように変えようとしても無理なことです。どんな人でも、その人なりに自分のベストを尽くして生きていることを受け入れることです。

自分の思うとおりにしようとするから悩むのです。

「ああ、この人は、こういう人なんだ」と論評しないで受け入れられれば、悩まなくて良いわけです。

この世に完全な人は存在しないのだから、相手の非を追い詰めないで、許す心の寛容が大事です。

しかし、とくに我の強い人は、自分が変わらずに、とにかく相手を変えようとします。自己否定・孤立のパターンです。

頂戴という言葉の「頂」は「頂く」ということです。頂くものは、高いところから流れて来ます。

ところが、我は、まわりを変えようとする否定心から生まれるので、結果として、本人も運がまわって来ません。

結局は孤立して、本当の友人もできないのです。


家族は強い縁で結ばれ、人間関係の修行の第一歩となります。

この世で、お互いが削りあって成長する砥石になるのは、家族、夫婦と仕事、職場、そして、それ以外の交友関係です。

家族の前で、怒らない、罵倒しない、追い詰めない人になることが修行の第一歩です。

我の強い人は我の強い人を呼び寄せ、出会って、そして自分の我の強さに気づいたときに、反省と変化（成長）のチャンスが訪れます。

繰り返しですが、人から言われて変わるのではなく、自分自身で気づいたときに変わるのです。

人のあら探しをしている以上は、イヤな人の群れがあらわれます。

天国も地獄も自分が作っているのです。

何事も、決め付ける自分の心によって、そのような「現象」が初めて生まれるのです。イライラした瞬間に、イライラさせる人があらわれます。

子どもの泣き声ひとつを取っても、怒りの感情を募らせる人もいれば、心配して可愛そうと思う人もいます。

１００％の同じ感情を抱く現象は存在しないのです。

第3章
ホリスチックな生き方・健康観

SHPからTHPへ

前章では、笑いが心身にもたらす影響についてお話ししました。

この章では、さらに掘り下げて、病気や医療について考えてみましょう。

20世紀は、追い越せ追い抜けで効率主義が先行し、たしかに生活は豊かになりましたが、その一方で、心の問題は取り残されていたように思います。

昭和54年をご存じでしょう。

労働安全基準法から安全衛生法分離するこの年に「シルバ・ヘルス・ポロモションプラン」（ＳＨＰ）が始まったのです。

これは何かというと、「成人病」対策が主でした。その内容は運動が中心でしたが、病気は一向になくならなかったのです。

有病率がどんどん上がるということで、平成年度に入ってから「トータル・ヘルス・プロモーションプラン」（ＴＨＰ）が始まります。

トータル（Total）というのは体だけでなく、心と体の両面ということです。しかも成人病ではなく、生活習慣病ですから、老いも若きもみんなトータルという意味です。

「自分の健康は自分で守ろう」という基本姿勢が打ち出されたのでした。

日本人というのは病気をしても、ひとりで抱え込んで行き着くところまでいってしまい、息切れをしてから、しぶしぶ病院を訪ねます。

しかし、欧米では「ケア」（care）＝予防が先です。

日本人の場合は、予防より「キュア」（cure）＝治療中心なのです。

欧米人は、体が悪いとドクター（病院の医者）を訪ね、気持ちが落ち込んでくると、カウンセラーを訪問するというように上手に使い分けをしますが、日本人の場合は、それがどうしても偏ってしまいます。

近年おこなわれた国内調査を調べてみても、約15人に1人がこれまでにうつ病を経験しているにもかかわらず、うつ病を経験した人の4分の3は医療を受けていなかったことが明らかになっています。

うつ病は一部の人の問題でないことが示されるとともに、その対応が適切になされていないことがはっきりしたのです。

うつ病と言うと、「心の弱い人がなる病気」「心の持ちようだ」などと誤解している人もいますが、うつ病は、れっきとした病気です。

運動をするとセロトニンというホルモンの分泌が促されます。

セロトニンは精神の安定を図り、気分を高揚させる働きがあり、日常のストレスから心身を守ります。

運動不足が続くと、このセロトニンの分泌量が減少し、うつ病などの精神疾患になるリスクが高まってしまうことがあります。

そのため、西洋医学では抗うつ剤でコントロールするのです。

しかし、東洋医学では、うつは体の冷えが原因と考えられています。

実際、私の経験上、クライアントさんはみんな着込んで相談に来られます。体温を作る下半身の筋肉の衰えがあるのです。

少し前のデータですが、平成16年の厚生労働省の発表では、ストレスが強い世代というと、男性は45～55歳、女性は35歳～45歳となっていました。

女性の場合、体のさまざまな変化、育児や妊娠などもありますので、うつ状態になる可能性は男性に比べ、2倍ほど高いと言われています。

うつ病は、真面目過ぎる人がなるのです。

几帳面な性格ですから、何かを頼むと完璧欲のために、しっかりとこなそうとするのです。

2020年の全国の自殺者数は、2万1081人でした。

この中には、生きる勇気を失ったうつ病の方も多く含まれています。

うつ病の方は「人に感謝される」ことで、生きる勇気が湧いてくる場合もありますので、励ましたり、突き放したりするのではなく、感謝することが大事です。

ガンも生活習慣病

ある保険会社の調査によると、20～50歳のうち、ガンに罹りやすい職業の1位はマスコミ・報道関係者、2位は交通機関で、バス・タクシーの時間を追っていく職業、3位は金融関係で、銀行や信用金庫関係の方々だったそうです。

つまり、どれも数字や時間に追われ、追いかけられる宿命にある職業です。ガンは喫煙や過労、栄養など生活習慣と関係がある疾病のひとつです。

そしてガンというのは、驚くかもしれませんが、老化の一種です。年を重ねると白髪になり、頭の毛が寂しくなるのと同じような老化現象です。仮に、120歳で老衰で亡くなったとしたら、死因は間違いなくガンです。

ガン細胞は、誰でも1日3000～5000個発生しています。それを退治してくれるのがNK細胞です。

NK細胞は体の中に50億個もあって、このNK細胞を活性化させるのが「笑い」なのです。

ＮＫ細胞の存在を知らなかったドイツ人の医師であるルドルフ・ルートヴィヒ・カール・ウィルヒョウは「ガン細胞無限増殖論」をでっちあげ、ガン治療を促し、今でも現代医療利潤のベースになっています。

ガンで亡くなる方は年間35万人以上いますが、このうちの８割の約28万人は、ガンの３大治療（抗がん剤、放射線、手術）で亡くなっています。

ちなみに、抗がん剤の有効率は10％以下です。

要するに「ガンはもう絶対に治らない」としているのが現代医療であり、他の補完・代替医療を現代医療は無視しているのです。

ガンを不治の病とし、恐怖を与えたのがウィルヒョウですが、ウィルヒョウの理論が本当だとするなら、人類はすでに地球上から滅亡しています。

なぜ人類が滅亡せずに生き延びているのでしょうか。それは、ガン細胞の増殖を抑える免疫活性細胞があるからです。

実証主義の証拠に基づく医療（Ebidence based medicine）は、ガン産業には通用しないのです。

自然治癒力を奪って、たとえ治癒につながらないことをわかっていても利潤追求の医療システムに逆らえず、補完・代替医療を薦めることをしない医師も少なくありません。

しかし、繰り返しますが、ガンは不治の病ではありません、生活習慣病です。

医師の言うことを聞かないで、病院から出たガン難民と呼ばれる方々もいます。彼らの中には、ガンを克服している方もいるのです。

こうした方が何をしているのかというと、たとえば岡山県の医師・伊丹仁朗先生などを頼って、笑ったり、モンブランに登ったり、富士山に行ったりしています。

私の仲間である「日本笑いヨガ学会」の副理事長である吉見典生先生も、末期ガンを「笑い」で克服したひとりです。

病気のなかで「宣告」や「告知」を受けるといったら、ガンくらいです。これを聞いた途端に、頭にガ～ンときませんか。

そもそも「ガン」という病名が良くありません。たとえば、「ポン」とか「フン」

のほうが怖くありません。
「何の病気?」と聞かれて「フン!」と答えてみてください。
「俺は今、フンの末期でなぁ」などと言っていることを想像してみてください。
なんだか、笑ってしまいませんか。
細胞を活性させるためには「笑い」と「感動」が必要です。

統合医療の基本原則

前項で「現代医療は補完・代替医療を無視している」とお話ししました。

従来の医療は、ガンとわかれば、男女や年齢、民族に関係なく、3代治療法（放射線・手術・抗がん剤）を一律に適応していますが、こうした従来の西洋医学に含めて、伝統医療や代替医療など、さまざま医療体系や医療手技を最適な形で組み合わせて提供しているのが「統合医療」です。

つまり、西洋医学と東洋医学のどちらにも偏らず、ベストの健康状態にもっていくための医療と言えます。

統合医療の提唱者は、アメリカ人の医師であるアンドルー・ワイル博士です。

ワイル博士は、その著書『人はなぜ治るのか』（日本教文社）の中で、次のように述べています。

「人間には生得の自然治癒力が備わっていることを正当に認め、現状に替わる新しい医学の方法を理解し、精神、身体、霊性の相互作用に関するホリスチック（全体的）な思考を育んでいただくための一助として、私はこの本を書いた。西洋医学の大半は原因を放置したまま症状を抑えつけるか、症状を覆い隠すものばかりだ。人間の身体に本来備わった治癒力（治る力）に医師も患者ももっと目を向けるべきだ」

ワイル博士の提唱する統合医療の基本原則をあげてみます。

1　病気と治療を、健康と治癒に置き換えます。
2　患者は「精神的・感情的・霊的な存在」として、全体的に診ます。
3　検査結果の数値に「ライフスタイル」を見ます。
4　患者のあらゆる関係性を重視します。西洋医学の要素還元論・機械論（部品交換）から、人間の内部にあるインナードクターである「恒常生維持」（ホメオスタシス）を生かします。

ホリスチックとは、たんなる「モノ」としての身体だけでなく、目に見えない心や

図8：ホリスチック（全体的）な医学

1	ホリスチック（全体）な健康観に立脚する
2	自然治癒力を癒しの原点に置く
3	患者が自ら癒し、治療者は援助する
4	病の深い意味に気づき、自己実現を目指す

霊性を含めた「Body-Mind-Spirit」のつながりや、環境まで含めた全体的な視点で健康を考えることです。

西洋医学の「モノ」としての身体とは別に、「見えない体」を診る東洋医学によって、気やプラーナ、ルンなどのエネルギーとしての身体を想定し、それらの循環（流れ）と全体のバランスや関係性に着目していきます。

中国医学における「気」というエネルギー、「血」という栄養、「水」という潤いの恵みの3つの過不足やバランスで健康状態を考え、治療に役立てています。

命を養う「養生」は、体質や気候に合った食べ物を摂る「食養生」、自然のリズムに沿った全身運動「エクササイズ」、そして、適度な休息と十分な睡眠、呼吸を整えることなどで命を養うことです。

養生、すなわち「命・丸ごと」を養い、命のエネルギー全体を高めていこうとする健康維持の考え方を言います。

ホリスチックな生き方・健康観

　真の健康とは、肉体的にも、精神的にも、スピリチュアル（霊性的）にも、社会的にも、完全に良好さを保つダイナミックな状態であり、たんに疾病または病弱でないというだけではありません。

　人間を含む生き物は、もともと太陽・空気・水・土壌など、地球の複雑な営みから派生した存在です。

「病気と治療」ではなく、「健康と治癒」に医療の原点を置くのが、ホリスチックの健康観です。

　ですから、患者さんを「故障した機械」としてではなく、「精神的・感情的・霊的な存在」として、また、「コミュニティの一員」として「全人的」に診ることになります。検査結果の数値だけでなく、患者さんのライフスタイル（食習慣、運動習慣、ストレス対処法など）を診るのです。

　万人が個別の存在であり、内部に「インナードクター」（内なる医者）があると考えるホリスチックでは、自然治癒力を活性化させ、誠の生き方を学び、真の健康法に生きることを提唱しています。

ジャーナリストのノーマン・カズンズをご存じですか。この人は硬直性脊髄炎という一種の膠原病になって、すべての医者から見放されてしまいました。

彼が最後に取った手段は何かというと、一生懸命に笑うことです。

妻はよく笑うのに、自分はほとんど笑っていないことに気づいたのでした。

入院している病院で笑いを実施すれば、また違う病院に転院させられるので、病院の近くにアパートを借りて、ビデオやテープを借りて、笑いを実施したところ、激痛が癒され、2時間ほどグッスリ眠れたそうです。

それで、笑いの重要性に気づき、お風呂の中でも、わざと声を出して大笑いすることを継続したのでした。

その結果、どうなったと思いますか？

彼は奇跡的に回復したのです。その体験を『笑いと治癒力』（岩波書店）という本に書いたのですが、この本は全世で翻訳され、ベストセラーになりました。

病気と性格

アメリカにあるポピキンス大学のトマース教授の調査では、40歳以上でガンになる人の共通項として、次の4つを指摘しています。なんと、ガンになる確率は93%と言っているのです。

1　人間関係の苦労が多かった人
2　感情表現が下手な人
3　感情を抑圧して我慢する人
4　笑い下手な人

では、仮にガンになってしまって、余命3ケ月と宣告されたとしたら、どうすれば良いと思いますか。

寿命を延ばす闘病生活に明け暮れるよりも、残された3ケ月という時間をどう生きるかに切り替え、目の前のこと、もの、人を大事にして、充実した生活を心がけることです。

それによって、「ガン細胞が体のなかから消滅した」という事例も多く報告されています。人間の思念が体に反応して、遺伝子の制御に変化が起こるのです。

つまり、ガンを受け入れ、「ガンになってからのほうが幸せ」と思って暮らすことが大切です。

『あなたを成功に導く方法を伝授しよう』（ジェフ・ケラー著）という本の中に、「恨みは相手よりも自分を害する猛毒なのだ」とあるのですが、まさにこの言葉の通りということです。

「性格病理学」の領域では、病気になる人には、人格上の共通項があります。

たとえば、花粉症の人は完全主義者であり、アトピーの子どもの家には、その子どもを強く支配したいと思っている人が見られるなどです。

乳ガン、子宮ガン、卵巣腫瘍になる女性は、「女になんか生まれなければ良かった」「今度生まれるときは男に生まれたい」と言い続け、思い続ける結果として、「男になりたいのなら、女でなくしましょう」と、女性特有の器官である胸や子宮、卵巣を切り取る方向に、体が反応して動き出すようです。

肥満気味の人は、いつも同じような思いやセリフを口にしています。

「私、何を食べても太るのよ」

そう言われた体はそのように反応するのです。

逆に、「私は何を食べても60キロまで痩せられるのよ」と言い続けて食べると、体はそのように反応するようです。

体は、過去の嫌なことを想起するだけで交感神経が反応し、ノルアドレナリンが分泌されて、脈拍は早くなり、血管は収縮して血圧も上がって、心臓がドキドキしてきます。

一方で、楽しいことを思い出すと、副交感神経が活性化して、ドーパミンが分泌し、ゆったりとした気分になります。

欧米で１００歳現役の方の健康長寿の秘訣を調査した結果、食生活や遺伝、学歴、環境などには一貫した共通項は見つかりませんでした。

ところが、心理面（性格）においては、「明るく」「前向き」、そして「やる気」があって、「楽観的」という共通の特徴があることがわかっています。

たとえば、人間関係に悩んでいたとしても、いつまでも執着しないで、笑って、無視して、忘れる、切り替える。

ものごとを肯定的にとらえる性格が共通しているそうです。

デンマークの「3R」「5H」とは?

デンマークでは「3R」と「5H」ということが、よく言われます。

3RのRの一つ目は、リラックス（Relax）です。

たとえば、末期ガンの人は、どんな人と一緒に時間を過ごしたいと思うのでしょう。ご飯を食べていても癒し系の人にいてほしいしと思うのではありませんか。いちいち気を遣うより、リラックスしないといけません。

Rの二つ目は、リピート（Repeat）のことで、繰り返すことです。

認知症の人だってそうでしょう、何回も同じことを聞いてきますが、初めて聞いたような気持ちで心にゆとりがあったら、何回でもリピートさせてあげれば良いのです。

そして、Rの三つ目は、ルーティンワーク（Routine Work）のことです。

このルーティンというのは、毎日の仕事のことです。毎日の仕事を工夫しないといけません。

いつもマンネリ化して、いつも仕方なしに事務的に同じこと繰り返していると、それは伝わってしまいます。

それから、５Hというのは何かというと、一つ目はハート（Heart）です。ハートというのは、相手に関心を持ち、温かい心で接することです。

二つ目は何かというと、ヘッド（Head）で、冷静な頭（頭脳）のことです。気分屋の人がいますが、気分屋というのは一番困ります。

三つ目がハンド（Hand）です。これは、技術や仕事に対する知識、スキル、心構えで、これも必要です。

それから四つ目は、ヒューマンリレーション（Human Relation）、円滑な人間関係です。家族から嫌われているようでは、立派なことを言っても、それは通用しません。やはりその人の生き方が大事になります。

五つ目は、これらすべてを支えるヒール（Heal）、癒しに、「th」をつけるとHealth、これは心身の健康のことです。

デンマークでは、３Rと5H、これが大事ですよと言っています。

人間に関心を持って、温かいハート（心）が大事。

そして冷静で客観的なヘッド（頭脳）がないとダメ。

そのうえで、その仕事に対する技術、技能、知識、ハンド（手腕・技術）がないとダメ。さらに、あらゆるところでヒューマンリレーション、人間関係が大切。

それらを全部支える心身の健康。

不健康になると、人の話も聞けなくなりますから。笑顔を作ることによって、相手に伝わっていくわけです。

健康の目安である笑顔、これはゆとりの表れですから、やはりとても大切なことなのです。

第4章
健康方程式

健康の4要素

人間の健康の要素には「食」「動」「息」「思」（想）の4つがあります。「食」という字は人に良いと書きます。「動」は身体を動かすこと。「息」＝呼吸で、「思」（想）は考え方です。

心身一如の接点となるのが「笑い」なのですが、4つの要素が心身にリンクしていますので、順番に説明しましょう。

1　「食」―腹八分

現代人は総代謝量が2500キロカロリー、基礎代謝量が1200キロカロリーと言われています。

しかし、元禄の頃までは1日2食で朝飯もなく、江戸時代の庶民は500～700キロカロリーに過ぎませんでした。

図９：４要素とは？

食	食育	・現代人は総代謝量が2500キロカロリー。 江戸時代の庶民は500～700キロカロリーで庶民の５倍、殿様の３倍 ・ミュンヘン大学のフォイト教授（近代栄養学の父）
動	体育	・普通の生活25％ ・NGF（老筋力）、歩く効用・廃用性萎縮、加用性老化 ・老化は自然
息	息育	・休息、睡眠、呼吸と感情 ・9の倍数（数息法）：18、36、72、144、1440（呼吸、体温、脈拍、血圧、10月10日など）すべてプラスしてイコール９になる
思（想）	知育	・考え方、性格病理学、言霊、思考習慣、失敗教育（加点教育）

現代人は、江戸時代の庶民の5倍、殿様の3倍という飽食です。

ガンという字を見てください。「癌」という字は、口の中に山ほど食べると書くじゃないですか。

だから、ガンになる人というのは、早食いで夜食をドカ食いする人。こういう人は、宿便をためてしまうのです。

動物でも、たくさん食べさせた動物は早死にしますが、腹八分で止めた動物はそうではないのです。

小中高ぐらいの育ち盛りは、新陳代謝が違います。朝食をきちんと食べるのは良いでしょう。

でも、運動をして、お腹が空いて朝飯がおいしいという人は別として、30歳を過ぎたら、朝は食べないほうが良いのです。

人間は、お腹が空いているときが、排泄機能が一番活発です。

英語で朝食をbreakfastというのは、break（休憩）は絶食のことで、絶食後初めて食べるので、breakfastなのです。

空腹時は排泄機能が活発なために、朝は目ヤニが出る、タンが出る、息も臭く、オシッコだって色がつき、排便が出る。

これは、おなかが断食状態だからです。

だから、血糖値の高い人は朝飯を抜くと良いのです。1日の総摂取量を減らすためには朝抜きが効果的で、ダイエット効果も大きいのです。

聖路加国際病院の名誉院長だった日野原重明先生は105歳まで長寿をまっとうしましたが、先生は朝起きたら、野菜ジュース1杯だけだったそうです。

長生きしている健康なおじいちゃんで、朝にドカ食いをしている人は見たことがありません。

私も数十年前、断食道場に行って、12日間の断食を経験しました。内視鏡には映らない宿便が下剤を服用して３日後に大量に排便した経験があります。

水以外を口にしない飢餓のストレスが身体にかかると、体温が上がり、排泄機能は活発になります。

アル中患者や喫煙患者の側にいると、その体臭から、病気がわかるほど強烈な匂いを放っています。

２　「動」——下半身を動かす

風邪をひいたときのことを思い出してください。

断食をすると、体温がぐっと上がってくる。体温が1度低くなると、30％免疫力が低下してしまいます。

ガンと闘う白血球は、低温になると無力です。

体温を作るのは、いわば筋肉です。

その筋肉は体のどこにあるのかというと、70％は下半身にあります。ですから、下半身が衰えると体温が低下します。

この筋力を使うためには、やはり運動することが大切です。体の冷えが、痛み（病気）を引き起こすのです。

今の子どもは運動不足による低体温児童が多く、昔の子どもに比べて体温が1度ぐらい低いので、すぐうつ的になりやすいようです。

うつ病になった子には、とにかく私はスクワット法、太もも上げやカーフレイズ（つま先立ち）の筋力運動で、頭の雑念エネルギーを運動に切り替え、汗を流すことを勧めます。

現代人は「歩かない」「動かない」「汗をかかない」「笑わない」というのがあるわけです。

筋力（体内の発熱装置）の低下＝低体温化＝免疫力が低下となり、病気への抵抗力が抹殺されてしまいます。

脚（下半身）の衰えは、筋肉の衰えとなります。脚は「第二の心臓」と言われるなど、ポンプ作用をしているのです。

３　「息」（呼吸）―前に息を吐く

息という字は自らの心と書きますが、「生きる」のと一緒です。

息は呼吸のことで、感情としっかり結びついているのが呼吸でしょう。

笑うときは、「ハッハッハ」と吐く息で笑っているんです。

泣くときは、「すすり泣く」と言って、吸う息で泣きます。


人間というのは、吐くことが大事なのです。

健康の基本は、汗にしても便にしてもそう、知恵にしても、全部出すことです。

声だって出したら元気が出る。悩みだって、ひとりで抱え込まないで、誰かに喋って、外に出すから新しい希望が湧いてきます。

風邪をひいてもそうじゃないですか、熱を出して咳が出るし、痰が出るし、鼻水も出るし、汗も出る。

西洋医学では、この出てくるものを全部抑え込みます。

抑え込んで一時的には症状はおさまるかもしれませんが、根本から治すかといったら違います。

出すことが、基本です。

そして、笑いはやはり感情と密接につながっています。

息を前にゆっくり出すでしょう、これを「長息」（長生き）と言うのです。

前に息を出せない人、こういう人のことを、「吐かない人」（果かない人）、そう言います。

人間、前に出している間は、自分の意識ですから、絶対に死ぬことはありません。

人間、前に息を出せなくなったとき、息を引き取るのです。そこに語源があります。

人間、体調が良いときはオナラ（へ）も出ます。健康の基本は、出すことなのです。

だから、オナラもどんどん出してください。

ただ、いくら出して良いと言っても、エレベーターの中だけはやめてください。

この前、本当にあったんです。自分が降りる階を押したら、みんなが上の表示に注目しています。すると、後ろから「ぷ～ん」と……。

エレベーターの中の「へ」だけはたまりません。あそこは逃げ場がないですから。

私は、次の階で降りたかった。でも、降りられません。

ああいうとき、最初に降りた人が犯人にされるのですから。

「ああ、やっぱり、あの人だったたねぇ」などと。

本当は、私がやったのですけどね。

４　「思」（想）―ものの考え方

「思」とは考え方、ものの見方です。

ものは考え方ひとつです。

昭和の思想家・中村天風先生の言葉に「人生で出会う人、出来事はすべて恵みである」とあります。

天風先生はご存じかもしれませんが、京セラ創業者の稲盛和夫さんや、日本電産の永守重信さん、H・I・Sの澤田秀雄さんら、たくさんの財界人が座右の書として天風先生の本『運命を拓く』をあげており、その世界では有名な存在です。

私は仕事の一部でカウンセリングをやっていますが、ほとんどのクライアントさんは、「自分ほど不幸な人間はいない」という話をします。

自分自身を不幸に陥れて楽しむ趣味があるかのごとく、人生のプラスの面を見ずに、身近にある不幸に注目し、拡大して体験しています。

そういう人は自分で自分を不幸にしているから、運が巡って来ないのです。

たとえ、みじめなことがあったとしても、不幸を売り物にして、自分をそういう境遇にしていると、それに体が反応してしまいます。

感情の主人公は、自分自身です。

幸も不幸も自分の外になく、自分の中にある。イライラさせる人がいるのではなく、イライラ思う自分がいるだけです。

自分の外に責任転嫁している間は、悩みは尽きません。

マイナス思考が心を暗くする。思考パターンを変えて、心の色を明るく塗り替えるためには、プラス思考を取り入れる努力が必要です。

私は「言葉癖」とよく言うのですが、マイナスの言葉を遣っていると、それは自分にとって良くありません。

ですから、ものをどう考えるかなのです。

「自分はついてない」と言い続けると、言った通りになっていきます。

松下幸之助先生に、若い人がインタビューをしました。

「先生は一番の成功者だと思いますが、先生の成功の秘訣を教えてください」

「秘訣か、３つあるな」

「１つは何ですか？」

「僕は小さい頃から体が弱かったから、人一倍健康のことに気をつけたよ」

「２つ目は何ですか？」

「２つ目は、僕は学歴がないだろう。だから、人の言う話を一生懸命に耳学問で聞いたよ」

「３つ目は何ですか？」

「僕は、貧乏ばかりして金で苦労したから、生きた金を一生懸命、大事に使うことを覚えたよ」

どんな状況であったとしても、結局それをどう捉えるか、どう感じるか、どう考えるか。

これが人間一番大事なことなのです。

健康の4要素の陰陽のバランス

4要素には、陰（－）・陽（＋）の2面の緊張（－）・弛緩（＋）のバランスが大事です。陰陽とは、表と裏、植物と動物、男と女、肉体と精神、太陽と月など、異なる2つの要素が相互作用を起こしながら、全体を形づくり、調和・安定を図るという自然の営みを言います。

図10：4要素の陰陽のバランス

	陰（—） 緊張、入れる、内に取り込む	陽（＋） 弛緩、出す、外に放つ
食	食べる、飲む、吸うなど	排泄、断食、絶食など
動	運動、力み体操など	休息、睡眠、緩める、リラックスなど
息	吸う、怒る、泣くなど	吐く、笑う、大声など
思(想)	思考、雑念、悩み、知識	瞑想、話す（放す）、知恵

情陰陽とは、表と裏、植物と動物、男と女、肉体と精神、太陽と月など、異なる2つの要素が相互作用を起こしながら、全体を形づくり、調和・安定を図るという自然の営みを言う。陰陽の持つ全体性。4要素には陰陽のバランスが大事で、心身の健康には「出す」「放つ」が基本であり、弛緩（＋）面の教育が忘れられている。

心身へのアプローチの方向性

従来の研究として、心と身体の健康へのアプローチとして、図11（110ページ）に示した方向性が問われています。

これに加え、心身相関の一元論から、健康長寿に笑いや呼吸法、マインドフルネスが加わっています。

マインドフルネスとは「今現在において起こっている経験に注意を向ける心理的な過程」のことです。

単純に言えば、「その一瞬に全力を傾けること」と考えることができます。

マインドフルネスにはたくさんの類義語があり、「自覚、気づき、集中、覚醒など」と言い換えることもできます。

では反対語はというと、たんに「マインドレスネス」(思慮のないこと)だけではなく、「注意散漫、ぼんやり、集中力欠如」なども当てはまります。

いずれにしてもマインドフルネスという言葉は、「行為」を指して使われることもあれば、「精神状態」を指す場合もあります。

たとえば、集中力を研ぎすます脳のトレーニングとして、マインドフルネス瞑想という「行為」があります。いつもより呼吸法を意識するという行動です。

こうして鍛えた脳は、瞑想後も長い間、マインドフルな「状態」でいられるのです。

マインドフルネスの状態にあるときは、自分のまわりで起こっていることに、意識を完全に集中できます。

ＭＩＴマインドフルネスセンターで所長を務めるジョン・カバットジン博士は「今という瞬間に、余計な判断を加えず、（中略）自分の人生がかかっているかのように真剣に、意識して注意を向けること」と言っています。

シンプルな定義だと思うかもしれませんが、現代は混沌としていますので、何かに１００％没頭することなど簡単ではありません。

それは、同僚から同じ話を聞かされて、もう3度目になるというときでも、ほんのわずかでさえ気をそらさずに聞き入ることや、バス停まで歩くといった身近なことで

図１１：心身へのアプローチの方向性

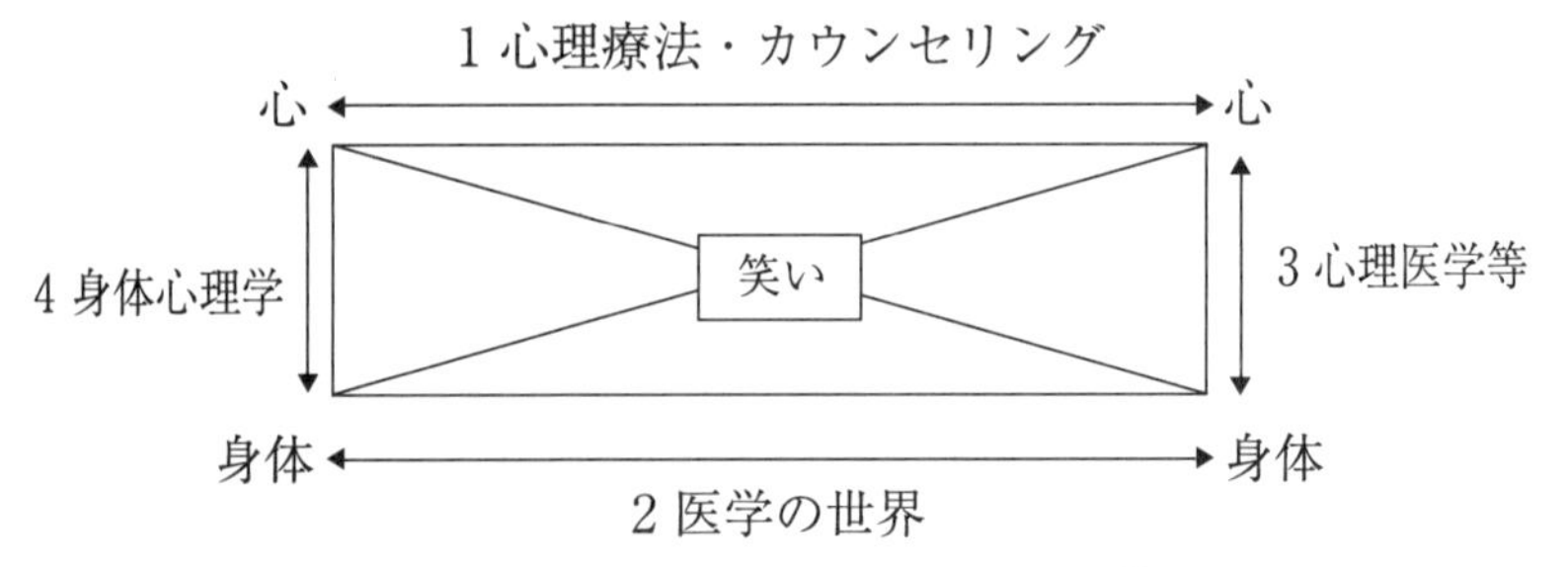

1 「心」→「心」：心理療法・カウンセリング等
2 「体」→「体」：医学等の世界
3 「心」→「体」：イメージ法、気功、AT 法等
4 「体」→「心」：筋弛緩法、ボディワーク、自彊術、真向法、ヨガ、動作法（身体心理学）等
5 「心」⇔「体」：呼吸法、笑いヨガ等

も5感をフル稼働させることを意味するのです。

マインドフルネスは仏教の教えに根ざしたものであり、悟りを開くために重要なものだと考えられています。

英語版のWikipediaでは、次のように説明されています。

「悟り（菩提）とは、欲、憎悪、迷いを克服し、心から取り去った状態のこと。なかでもマインドフルネスで、今起きていることへの明確な理解、自己への気づきが相まったとき、今という瞬間の物事の本質に対する能力が発揮される」

自分の思考の器を広げる

人間には３つの証があり、それを受け入れることで苦が楽となります。その３つの証というのが左記です。

１　この世は、自分の思うようにいかないことが当たり前であるという証
２　この世で起こるすべての出来事は、自分にとって必要なことしか起こらないことへの感謝
３　自分には無限の神秘性が宿っているという事実

これらのことを丸ごと受け入れることで、深刻な悩みから解放されます。

扇を想像してみてください。

90度に開いただけの扇の中の自分の思考は、90度以上の外の存在や価値観を認められません。狭い思考範囲にあると、それは許せないことになるわけです。

しかし、自分の心の寛容度を90度から180度に広げてみると、悩みの対象が消えてなくなります。

自分に降りかかるすべての出来事について「神の承諾のないことは起こらない。自分に必要だから起こる」と納得すれば、どんな悲惨な事件も、「自分は論評、評価しないぞ」と決意するために起こっているのだと気づくことができます。

今や3組に1組が離婚する時代です。この原因は何でしょうか。

自分が思うように相手を変えようと変えようとして失敗したのかもしれません。

他人の欠点が気になるときには、その気になる欠点は自分にあると理解することです。

他人は自分の感情や価値観を写す鏡で、これをユング心理学では「心のシャドウ」（shadow）と呼びます。

たとえば、相手のことを「あいつのグズグズしているところが嫌い」と思っているとします。

自分にはグズグズしたところがないかと振り返ってみると、小さい頃、母親に「グズグズしていたらダメ」と言われ続けていて、「グズグズはいけないものだ」と思い込んでいたりするのです。

心の中で抑圧したものが相手に映るので、その相手が嫌いになるだけなのです。抑圧したものがない人であれば、「グズグズしていてもイイな。のんびりしたところが好きなのよ」となります。

ですから、一度「絶対に嫌いな人」のタイプを書き出してみてください。これは自分にあるものが投影されている「万有同根・自他一体」の気づきのワークです。

そうして書き出したことというのは、すべて自分の中に存在します。

相手は、鏡です。自分のシャドウ（影）が全部その相手に映っています。自分の中で抑圧されているから腹が立つのです。

「何が面白くないか知らないけど、あいつの顔を見ると本当にムカつくな。仏頂面して本当に」

そう言っている自分自身が仏頂面をして、相手を見ているわけです。「本当に嫌な顔」と、自分もにらみつけています。

笑顔で接していたら、相手は仏頂面ではいられません。すぐにうつむくか、自分の仏頂面に気づいてします。

笑顔のほうがはるかに影響力が強いからです。

自分の外に責任を求める思考が、悩みや苦しみを生み出します。

ツキを呼ぶ「明・元・素」とは、明るく、元気で素直な人を好みます。

「暗・病・短」、暗くて、病気がちで、短気な人は嫌われ、ツキを落とすことになります。これは「暗病反」とも言われ、他人に対して、人を暗くしたり、病的にしたり、反発や反抗を招く力となってしまうのです。

欧米では、「ナッキングパーソン」（いつも不平を言う人）と言って、他人の悪口、愚痴を言う人は友人を失い、嫌われます。

何事に対しても、「5戒」と言って、不平不満、愚痴、泣き言、文句や悪口を慎まないと、悩みは深刻化してしまうのです。

健康において大事なことは、物事を明るくて捉え、素直な心でいることです。

第5章
健康長寿を引き寄せる対人術

言葉の力

ストレスをためないことが、健康長寿の秘訣のひとつです。

では、何が一番大変かというと、それはやはり人間関係です。こちらにゆとりがないとできませんから。

この章では健康で長生きするために、人間関係を円滑にする秘訣についてお伝えします。

唐突ですが、ここでカンガルーを思い出さないでください。カンガルーです。

あの袋の付いたピョンピチョン跳ねる、あのカンガルーを絶対に思い出さないでください。

どうでしょう、思い出すなと言われると、思い出してしまいませんか。

言葉というのはそういうものです。

「こぼすな！」と言われたときにはこぼしてしまう。こぼしているところをイメージするのです。そして、それを打ち消そうとします。二重否定というのは肯定です。こぼせということです。

「缶を捨てるな」と言われると、やはり捨てたくなります。

否定語というのは、あまりプラスではありません。

また、「暑いな」と言うと涼しくなりません、もっと暑くなるのです。

言霊というのがあり、遣う言葉を変えるだけで気分も変わってきます。

自信のない人、不安な人は自己肯定の言葉を積極的に遣うことで、潜在意識に働きかけることができるのです。

表情（笑顔）―感情―表現（言葉）。

この相関関係から、怒った顔からは批判や罵倒の言葉が、笑顔からは感謝の言葉が出てくるのです。

努めて笑顔を作ることで、対人関係も良くなります。

言葉は大事です。ひとつ言葉が違っただけでも大変なことになります。

「兄ちゃん、学校で、私のことを皆がブスブスと言うの」

泣きながら訴えた妹に向かって兄が、

「お兄ちゃんが明日、学校で怒ってやるから、泣いちゃあかん、人間は顔じゃなかよ」と言いたかったのですが、兄は興奮していたので、「人間の顔じゃなか」と言い損じてしまった……。

「人間は顔じゃない」

「人間の顔じゃない」

たった一文字違っても、聞くほうは天国と地獄の差です。可哀想に、妹は1時間ほど立ち上がれなかったそうです。

言葉3倍説というのをご存じですか。

「あいつが悪い、あいつが悪い」と相手を指さしているときは、じつは3本の指が自分を指し返しているのです。

1つ悪いときは、自分が3つ反省しなさいということです。

そうしたとき、相手が見えてくるのです。

相手を励ます、希望を与える言葉

相手を励ます、希望を与える言葉は、人間関係を円滑にするだけでなく、人を伸ばす力もあります。

これはスクールカウンセラーとして、学校に行ったときのことです。

ある先生が私に「最近の高校生は言葉を知らないですね……」とぼやいていました。

「どうしてですか？」と聞くと、その先生が語り始めたのです。

1年生のときは真面目だった生徒が2年生になった途端、髪を染めて登校したそうです。

先生は呼びつけて注意しました。

「何だ、その頭は！　1年生のときは真面目だったじゃないか。君は、親が遠いところから下宿をさせてくれて、仕送りをしてくれているのに、親を泣かすようなことをするな。親のことを考えろ！」

そう叱ったそうです。

すると、生徒は急に泣き出して「仕送りをしてもらってないんです」と。

「えっ、仕送りをしてもらってない？」

「はい……」

先生は心配して「じゃあ、君は食事や授業料はどうしているのか？」と聞くと、

「はい、振込みなんです」

「馬鹿野郎！　それを仕送りって言うんだ！」

これを聞いた先生は頭にきたそうで、だから、最近の高校生は言葉を知らないと。


次は、家庭訪問をした先生から聞いた話です。

「お父さん、高校1年生というのは、第2の反抗期と言いますから大変でしょう？」

「イヤ、うちの息子は私の一言で反抗期が直ったんですよ」

「すごいじゃないですか。お父さんは何と言ってやったんですか？　参考のために聞かせてください」

「いや、ここ1、2年、私には何も言わないのだけど、女房にめちゃくちゃだったんです。それで頭にきたので言ってやりました。『おい、俺の女をこき使うな』と」

息子さんの顔色が変わったそうです。

「母ちゃんは、オヤジの女だったのか、親父のオンナ……」

それからは無茶を言わなくなったそうです。言葉は遣いようです。


次は、大阪での研修会後の懇親会でのことです。その会社の社長の話を聞いてびっくりしました。

社長は高校時代、なんと4回も停学処分になったそうです。誰かがいじめられたと聞くと、すぐ飛んで行ってケンカ。誰かが殴られたと聞くと、すぐ仲裁。

その社長が幹事となって、同窓会を開いたのです。

開口一番、言いました。


「おい、みんな。後ろの扉から我々の恩師が続々登場するけれど、その前に俺は幹事だから、少しばかり俺の話を聞いてもらいたい。俺は高校時代、勉強もしないでケンカばかりしていた。ところが卒業式の1日前に、俺はあの校長に呼ばれた。

今まで何も言わずに、明日、卒業式というのに何が言いたいんだろうと思って、校長室のドアをパッと開けたら、校長が『君、開けた扉はちゃんと閉めないといけないよ』。閉めたほうが、ケンカしやすいかと思って閉め終わったら、『君、悪いけど、この部屋のカーテンを全部閉めてくれ』。

俺は、校長がこれまで我慢して溜めていたことを、思い切って、今日はブチまけたいんだと思った。本気で俺とケンカするつもりだと。カーテンを閉め終わって、一体、何が言いたいんだと、校長の前に顔を突き出したんだ。そうしたら、校長はこう言ってくれたんだ」

「君の前に立っている男は校長ではない。ひとりの男として聞いてもらいたい。君は3年間よく頑張った。他の先生は、君のことで頭を痛めていたが、私は違ったよ。君を評価していた。これはたいしたエネルギーだ。たいした正義感だ。そう思っていたんだ。だが、君は明日から社会に出る。社会に出てから、君のそのエネルギーをケンカなんかに使ってもらいたくない。君だったら、どんなことも耐え忍んで、この学年、いや、この学校で一番に出世するだろう。私はそう見込んでいる。頑張れよ！」

話はそれだけでした。

社長は社会に出てから、殴ってやろうかと思うことが何度もあったそうです。でも、そのたびに、校長の「君はこの学校で一番出世する。どんな苦労も、どんなことも我慢するんだ」という言葉がよみがえってきたそうです。

校長の言葉が人生の応援歌となり、社長は頑張って頑張って、大きな会社をつくったのでした。

「俺は校長にお礼が言いたかった。89歳で元気だったんだ、みんな！」

ところが、この話を聞いた同級生たちは「それ、俺も言われた」「俺も言われた！」と、みんな手が上がったそうです。早い人はもう9月頃には呼ばれていたのです。

番長だった社長はとうとう卒業式になってしまって、最後に呼ばれたというのが真相だったのです……。

相手を励ます、希望を与える言葉には、これほど人を伸ばす力があるのです。

相手の立場に立つ

次は、岐阜でおこなわれたある講演会をのぞいたときの話です。

会場に入ってみると、驚いたことに女性ばかりで、男性はひとりもいません。

なぜかと思ってテーマを見てみると、「子宮ガンについて」でした。

しかし、せっかく入ったのですから、すぐに外に出るのではなく、私はそのまま話を聞いていました。

お医者さんがスライドを出して説明しています。

「このように子宮ガンというのは、子宮の入口にできるのが8割から9割です。だから、必ず定期検査に行ってください。ガンのなかで治りやすいのは、この子宮の入口にできるガンですから」

その後、懇親会がありました。男性は先生と私だけですから、もう先生は喜んで、2人で乾杯していました。

そこに、あるご婦人が「先生、今日の講演でちょっとわからないところがあったんですが」とニコニコ笑いながら近づいて来ました。

「どこがわからなかったですか？」と先生。

「先生、子宮ガンはどこにできやすいとおっしゃいました？」

「ガンのできる部位ですか。あれは、子宮の入口にできるのです」

「入口ですか。私は今まで、出口とばかり思っていました」

それを聞いたとき、私たち男性2人はお互いに顔を見合わせました。

「なるほど、出口かもしれない……」

その証拠に、私たちもあそこから出てきたんだ。

至急（子宮）、考えようと思いました。


この女性が偉かったのは、先生の立場を理解して、一歩譲ってくれたことです。心の広い人でないと、なかなかできません。

「先生、これからご講演をなさるときは、子宮の『出入口』にできやすいと仰ってください」と。

私はそれを聞いて、素晴らしい女性だと思いました。心が広く、愛がないとなかなかこうは言えません。

相手の立場に立つというのは、どうすれば良いのでしょうか。
私は学生に、いくつか質問をつくってもらっています。
こういうことを言われたらどんな気持ちになるか。
家に帰ったらどんな顔をしているか。
いくつか質問をつくってもらい、その質問に自分自身で答えてもらっているのです。
こうすることで、相手の立場というのが少しずつわかってきます。
相手の立場に立つことで人間関係のストレスは軽減されます。健康長寿の秘訣です。

ペース合わせ

スクールカウンセラーの仕事で、学校に行ったときのことです。

職員室に入った途端、生徒指導の先生の興奮した大声が聞こえてきました。

「みんな、どう思うんや。俺が間違っているか、誰か言ってくれ！」

他の先生方は圧倒されて誰も答えられず、パソコンに向かっている様子でした。

私はその先生のそばに行って、小声で「先生は自分に正直な人だからな」と言ったのです。

それをどう解釈したかは知りませんが、先生は急におとなしくなりました。

他の先生たちは「何を話したら、あんなに静かになったんだろう……」と、パソコンから目を離して一斉に顔を上げました。

これはペース合わせをしたのです。

ペース合わせを上手にしないと、人間関係はダメなのです。

先日、電車の中で必要以上に大きな声でケイタイで話をしている中年の男性を見かけました。

なぜ、あんな大声で話しているのか？

おそらく、相手の声が聞き取りにくいんです。

そういうときは、声を一段と落とすことによって、相手が「あれ、聞こえますか？」と声を上げてくれます。

そのとき、「はい、やっと聞こえてきました」と普通の声で話せば良いのです。人は気づいたとき、直せるのですから。

ところが、実際には逆をやっている場合が多いのです。

叱るときでも、私は「1分以内」と言います。

なるべく冷静になって、短く、そして枝葉のことに触れないようにします。叱るときはそのことひとつだけ。

叱るというのと怒るというのは、もちろん違います。

怒るというのは、怒っている自分中心で、感情の爆発です。

だから、必ず相手は反発します。

叱るというのは相手中心です。

だから感情でなく、愛情だから相手に伝わり、反省するのです。

何年か経ったときに「あのときは、怒られたと思っていたけど、あの先生は良いことを言ってくれたな」と思うときは、怒っていたのではなく、叱っていたときです。

今、思い出してもムカつく思いは、相手は自分の感情を爆発させていたからです。

表情でもわかります。

怒って言うときは、瞳孔が開くのです。

叱っているときは、目が細くなる。

だから、何かを伝えるとき、自分の目を意識してチェックする心掛けが必要です。


私はときどき、「正しいことを言うな」と言います。

「怠けるな！」

これは自分が一番わかっていることで、人から言われたくない言葉です。

「遅刻するな！」

「勉強せよ！」

もうわかっているんです。わかりきったことを他人に聞こえるような大声で言われれば、場合によっては恨みを持たれてしまうことだってあります。

これだけは絶対に自分が言わないとダメという場合は別ですが、自分が言ったとおりにならなかったからといって怒ることは、人間関係の悪循環です。

だから、正しいと思うことは「なるべく小さな声で、なるべく耳元で言いなさい」と伝えています。

あるとき、中2の女の子が母親に連れられて、私の相談室に来ました。その子は中1の途中から不登校になっていたようです。

私の前に座ってから、20分以上何も言わないのです。

私はペース合わせをして、待ちました。

すると、途中で悲しいため息をつきました。

私はすかさず、「つらいよなぁ」と一言。

しばらくすると、彼女はポロポロと机に涙を落としながら、話をはじめました。

私はひたすら頷いて、彼女の気持ちにあいづちを打ちました。

学校に行かなくなったら、担任の先生が来て「誰かいじめるのか？」と犯人探し、父親は機嫌が悪いと「学校に行かないなら出て行け！」、親戚のおばさんがやって来たと思ったら説教……。

こねくりまわされて、渋々、私の前に連れ出された彼女に「どうしたの？　ここは秘密厳守だから安心して喋りなさい」などと強制したら、彼女はたまりませんね。

彼女が帰るとき、私は「もし、またここに来たくなったら、ひとりで来られるかな」と聞きました。

すると彼女は「ひとりで来てもいいんですか？　次はひとりで来ます」

それから、ひとりで通いはじめ、夏頃になって「先生、２学期から学校に行きます」と言ってくれました。

そして、希望通りの高校に入学して、現在、大学で臨床心理士を目指しています。

不満の背後にある「願望」

不満の背後には必ず「願望」があります。

たとえば、「やってくれない」と不満を漏らす背後には、「やってほしい」という願望があるのです。

相手の言葉の背後にある気持ちを返すこと。これを「リフレーミング」と言います。

寂しいときだって、そうでしょう。寂しいときに、泣いている人ばかりではありません。

寂しいときに、一生懸命にものを片づける人も、寂しいときにいじわるする子どもも、寂しいときに返って明るい顔を装う人もいます。寂しいときにボランティアに励む人も、寂しいときに仕事に打ち込む人もいます。

ある大学に休日も出勤する先生がいました。

まわりは「あの先生は偉いな。土曜や日曜まで休まずに大学に来ている」と言っていたのです。

でも、私は「あの人は、寂しいのと違うかな」と思いました。

するとみんな、「何の根拠があって、そんなことを言うんですか」と、私を責めるような顔をしていたのです。

私は思い切って、本人に聞いたのです。

「私のひがみかもしれないが、土日も休まないから、みんな、先生のことを研究熱心で偉いと褒めているけれど、先生、本当は寂しいのと違う？」

「……。私は友達もいないし、趣味もありません。家にいても落ち着かないんですよ。先生、どうして私のことがわかったんですか」

やはり、そうでした。先生は寂しかったんです。

だから、いじわるをしている人がいたら、「こいつは許せない」と思うより前に、「ひょっとしたら、この人は寂しいのかも」と見方を変えてみることです。

あるとき、休み時間に職員室の前をウロウロする生徒がいました。

「何か用があるのか」と先生が聞いても、生徒は「別に」と言うだけです。

その様子を見て、私は「あの子、クラスでいじめられているなぁ」と先生に伝えました。

「うちのクラスに、いじめる子なんていません」と先生は否定していましたが、次の日、「やっぱりいじめがありました……」と教えてくれたのです。

自殺する人だって、全部サインがあります。

誰かに言われる前に、いろいろなサインに気づいてあげなければいけません。

死にたいというときだって、「そんなことを言ったらダメだよ」と言うのではなく、受け入れてあげることです。

「その気持ち、よくわかるよ」と。

そう言ってあげると、自分のつらい気持ちをわかってくれる人が、ひとりでもいると思えるものです。

それだけで気持ちにゆとりが出てくるのです。

そういう意味では、健康なパーソナリティーというのは何かというと、「視点を変えて言い換えられる」ことです。

欠点は、相手のために使ったときに長所に変わることをご存じですか。

気が小さくて臆病というのは、慎重だったり、軽率でなかったりすることです。

「私、融通が利かないんです」という人がいたら、「凡帳面なんだね」と言ってあげることです。

「私、すごく短気なんです」という人がいたら、「短気はダメだよ」とは言わずに、「自分の感情を素直に出せるんだね」と言ってあげましょう。

リフレーミングしてあげることで、相手の気持ちに寄り添うことができます。

結果として、人間関係が円滑になり、自分もまわりも健康でいられるのです。

心の中にあるニーズ

あるときに老人擁護施設に行ったときの話です。

巡回していた寮母さんに、私が「山田さんは眠れた?」と尋ねたところ、寂しそうに首を左右に振りました。

「今度、睡眠薬をもらってきてあげるわ」と寮母さんが言います。

私はカウンセラーですから、こんなときには感情を明確化しようとします。それで、山田さんに聞いたんです。

「山田さん、今どんな気持ち?」

そうしたら、山田さんは「寂しい」と一言。

寂しいというのは、何かを失ったり、あきらめたときの感情ですから、「どういうことをあきらめているの?」と聞くと、「息子は孫を連れて、前はよく来てくれたけど、今日も車椅子でずっと待っていたけど、来てくれない……」。

「それは寂しいね。じゃあ、寮母さんから息子さんに電話してもらおう。来週は来てくれるように連絡してもらおう」

そう言ったら、山田さんは急に明るい表情になって、何度も「ありがとう」と言っていました。

睡眠薬も何も必要ないのです。

その人の心の中をのぞいてみることです。こちらのサービスと相手の求めるもの（ニーズ）とが合致しなければなりません。

人は自分のやっていることは絶対に一生懸命やっているのですが、相手にそれが通じているかというと、通じていない場合もあります。チグハグなことを力んでやっている場合もあるのです。

でも、一生懸命やっているがために、自分の期待に反する反応があると、相手を恨んだり、批判してしまいます。

そんなときには少しだけ笑って、相手の求めるものが何か、心の中をのぞいてあげましょう。

あなたの提案を拒否しているわけではないことがわかるはずです。

第6章
笑いと認知症予防

認知症は病気でなく「状態」

ここまで、健康でいるための秘訣と、笑いが健康長寿につながることをお伝えしてきました。

第1章でお伝えしたとおり、今は「人生100年時代」と言われるほど、寿命はどんどんのびています。

こうなってくると、老年期の30〜40年をいかに健康に過ごすかを考えないわけにはいきません。

これは、いかに笑いを生活に取り入れるかということと同義です。

笑いの効用は、心理的・生理的な検証において、高齢者の日常生活における認知症予防にも示されています。

年を重ねると何かに反応して笑う機会も少なくなり、左脳笑い（随意的笑い）は難しくなりますが、無表情な認知症患者さんにとって、付随的な笑い（作り笑い）よる動作や表情の変化、有酸素運動は脳トレ効果も見られ、予防効果があるのです。

しかし、そもそも認知症とは何でしょうか。

認知症とは、いろいろな原因で脳の神経細胞が死んでしまったり、働きが悪くなったりしたために障害が起こって、日常生活が正常に送れない状態（約6ケ月以上の継続）のことを言います。

認知症とは状態のことであって、病気ではありません。


認知症にはさまざまな種類がありますが、患者数がもっとも多く、全体の6割を占めているのは「アルツハイマー型認知症」（通称アルツハイマー）です。

アルツハイマー型認知症は、脳にアミロイドβやタウと呼ばれる特殊なたんぱく質がたまって、脳細胞が壊れて死んでしまい、減っていくことで起こるのですが、このアミロイドβは年を重ねることで増えやすくなるので、高齢者が発症することが多いのです。

海馬から萎縮がはじまって、側頭葉、頭頂葉、そして、人間らしさを司る前頭葉が委縮していきます。

男性よりも女性が発症することが多いのも、アルツハイマー型認知症の特徴のひとつと言えるでしょう。

アルツハイマー型認知症の他にも、脳梗塞や脳出血、くも膜下出血で、脳内の大小の血管がふさがれるなどして発症する「脳血管性認知症」、神経細胞にできる特殊なたんぱく質のレビー小体が、脳の大脳皮質や脳幹に集まることで発症する「レビー小体型認知症」などもあります。

レビー小体型認知症は、高齢の男性が発症しやすくなっています。

認知症の主な症状

認知症の主な症状としては、左記のような症状を上げることができます。

１　記憶障害
直前の行動を忘れてしまう、覚えていた人やモノの名前が思い出せなくなるといった症状。

２　見当識障害
自分のいる場所や状況、年月日、周囲の人との関係性などがわからなくなる症状。

３　理解・判断能力の低下
料理の手順がわからなくなる、服のコーディネートができなくなる、善悪の判断がつかなくなる症状。

これらの症状に、それぞれの性格や環境の変化などが加わることで、徘徊や排便、暴力・暴言、幻覚、物盗られ妄想、せん忘、異食、失禁・排尿障害、不眠・睡眠障害、うつ症状といった行動・心理症状（ＢＰＳＤ）があらわれる場合もあります。

ところで、いわゆる物忘れと認知症はどこが違うと思いますか？

それは、ヒントによって思い出せるかどうかです。

認知症は、やったことそのものを忘れています。そのため、人に教えられても思い出せないことが多いのです。

記憶には、覚える→保持する→引き出すという過程があり、普通の状態であれば、きっかけがあれば思い出せるのですが、認知症の場合は「覚える」「保持する」というところに障害があり、記憶自体がなくなってしまっています。

記憶の一部を忘れるのは老化で、自分で客観的にわかれば健康です。

一方、認知症は忘れている自覚を持てないのです。

ただ、注意しなければならないのは、たとえこれらの症状があったとしても、行動障害や心理障害の可能性もあるため、「認知症のせいで」と思い込まないことです。

さらに言えば、認知症には「軽度認知障害」（ＭＣＩ）、「軽度行動障害」（ＭＢＩ）と呼ばれる前段階のような症状があります。

・同じ話をすることが多くなる
・お金の計算やスケジュール管理ができなくなる
・少し前に食べたものや友人の名前など、これまでは忘れることがなかったことを忘れるようになる
・料理の味付け、仕事や車の運転などの様子が変わる
・映画や読書を楽しめなくなる
・疲れやすく元気が出ない
・やる気が起きない

認知症の代表的な症状である記憶障害をはじめ、注意力や集中力の低下、ものごと

を計画立てて、順にこなす能力に支障をきたす実行機能障害などが多く見られるようになります。

また、うつ病のような無気力な症状が出ることもあります。

とはいえ、いずれも認知症そのものに比べると軽度です。

しかし、それゆえに、何が起こっているのか、本人もまわりも気がつけずに、戸惑うことが多いようです。

軽度認知障害はそのまま何もしないでいると、高い確率で認知症を発症するというデータもあるので、異変を感じるようであれば精密検査を受けてみることをおススメします。

精密検査は、①問診・診察、②認知機能検査（ＭＭＳＥと長谷川式簡易知能検査）、③画像・血液検査という流れになります。

認知症でも軽度のうちは判別が難しいものですが、疑わしい症状に気がつくのは、本人であることも、まわりの家族や知人であることもあります。

まして軽度認知障害なら、早期発見・早期対応のためには、実際の状態について、より詳細な情報が重要になります。

もし、気がかりな症状があったら、それを記録に残しておきましょう。

たとえば、もの忘れなどの症状が出たときは、その内容や時間など気になることを記録することです。

症状の頻度やそれがあらわれる要因など、客観的に状態を把握できますし、後に医療機関で診断を受ける際にも非常に有用な情報となります。


そして、もし認知症の人と接するときには、笑顔で思いやりを込めて、良い感情が残るようにすることです。

急かさず、本人のペースに合わせて接すること。

性格に合わせて寄り添い、感情を受け止めて、理解して接すること。

感情的な接し方をしないこと。

こうした接し方が必要です。


認知症には根本的な治療法はありません。

図１２：認知症の人の特徴

1	新しいことはすぐ忘れるけど、昔のことはよく覚えている
2	置き忘れやしまい忘れの自覚がなく、「盗まれた」と思い込むことがある
3	正常な状態と認知症の症状が混在する
4	失敗や混乱を知らないように、その場を取り繕う
5	不快感や恐怖心などの悪い感情を伴った出来事はよく覚えている
6	家族など、身近な人に対して症状が強く出る傾向がある

ただ、アルツハイマー型認知症やレビー小体型認知症は薬で進行を遅らせたり、症状を軽くしたりできる場合もあります。

いずれにしても、認知症患者さんは薬の飲み忘れをしやすいので、まわりの人が正しい服用をサポートすることが重要です。

また、脳神経を活性化させて、進行を遅らせるためにリハビリテーションもよくおこなわれますが、リハビリを強要すると、ストレスを感じて症状が悪化することもあります。

患者さん本人が楽しく取り組める療法を選択することが大切です。

笑いヨガの認知症予防効果

「笑う門に福来たる」という言葉があるように、笑うことで機能低下から回復する状態になり、脳が活性化することは実証されています。

脳がリラックスするとともに、脳の働きが良くなるためです。

笑いの短期的な生理的効果としては、ストレスのリセット効果による身体恒常性の維持があります。

長期的な心理的効果としては、笑うことにより、ネガティブ感情がリセットされ、前向き感情が生まれてくることです。

笑うことによって脳内会話が阻止され、一時的思考が無（頭の中が真っ白）になるとともに、笑いの中枢（前頭葉前皮質正中腹測部）が興奮して、下方に伝わっていた精神的ストレス刺激が伝達されなくなるか、極端に減少します。

これによって、脳内会話（セルフトーク）が少なくなって、自律神経系、内分泌系、免疫系という3つの系のバランスが正常化に向かうために、脳の休息が促進されるのです。

つまり、笑いにはこの3つの系の乱れを正常に戻す作用があり、調和の取れた至上な状態としてくれる作用があるのです。これによって、病気を治癒する力も芽生えてきます。ですから、笑いを生活に取り入れることです。私が「笑いアクション（ヨガ）」をおススメする理由も、ここにあります。

笑いアクション（ヨガ）の定義は、次のようになります。

・ユーモアや冗談などの刺激を用いない
・呼吸による腹部の持続的でリズミカルな筋肉の動きをともなう
・笑い声や表情をともなう
・持続的なアクション（動作）である

身体を動かすよりも、呼気を伴う腹部の持続的でリズミカルな筋肉の動きと、笑い声を伴う笑いアクションのほうが、生理学的にもストレス軽減できます。

そして、笑いが心身にもたらす効果は、付随的な笑いアクションによっても同じよ

図１３：笑いヨガの認知症予防効果

1	笑いヨガの有酸素運動により、脳に酸素を取り込み、認知症に関係の深い前頭前野や海馬の血流をアップする。
2	笑い声や笑いアクションにより、脳の活性化を複合的に促進する。
3	笑いの表情筋を動かし、笑い声を出すことで、身体が活性化しストレス解消となる。
4	楽しい運動で脳を刺激＋手拍子・足踏みリズムによって５感を刺激する＋全身を使って笑いを表現することで、心身を活性化できる。快の感情は認知予防に重要である。
5	幸せホルモンのセロトニン、愛情ホルモンのオキシトシンも増加する。

うに得られることが証明されているのです。

とくに、次のような場合は、意識的に笑いを取り入れることをおススメします。

・気疲れでガックリしたとき
・大事な決断をするイザというとき
・心身が疲れたとき
・カッとして頭に血が昇りはじめたとき
・強い不安に襲われたとき
・自信を喪失しそうなとき
・アイデアや企画、創造性を高めるとき

認知症予防と健康長寿の秘訣は、クヨクヨしないで、笑って、無視して忘れることと言っても過言ではないのです。

笑いによる睡眠効果

笑いによる睡眠効果についても補足しておきましょう。

笑いは体の筋肉を使って、心地良い疲れと精神的なリラックスで、よく眠れると言われています。笑いによるストレス軽減効果は良質な睡眠をもたらすのです。

レム睡眠の眼の動きを停止すれば脳の活動に停止がかかり、脳が休息モードに変わってノンレム睡眠に入れるのですが、高齢者を対象とした快眠技法もたくさん開発されています。睡眠導入技法を簡単に紹介しましょう。

・菊田地風式「快眠技法」
親指と一指し指で丸印を作って、意識を向ける技法です。

・森下克也式「睡眠導入法」
脳内会話を中止させるために、「あ〜」を心の中で試みる技法です。

・三橋美穂式「安眠法」

人差し指で両耳をふさぎ、「ん～」を1分間繰り返しつぶやく技法です。

・アリゾナ大学アンドリュウ・ウェイル博士の「4・7・8呼吸法」

4つ数えながら鼻から息を吸い込む。7つ数えながら息を止める。その後、8つ数えながら息を吐き出す。これを1サイクルとして3回繰り返す技法です。

最後に、私自身も入眠前の笑いエクササイズを入れた技法を開発していますので、ご紹介します。

・橋元式「笑い安眠法」

仰向けになって寝ている姿勢で膝を抱えて笑います。その後、脱力して、筋弛緩法を実施します。寝る前の笑いアクションの効果で、副交感優位となり、良質な睡眠効果を確保できます。

85歳を超えると幸福度が高まる！

笑いと健康長寿についてお伝えしてきた本書ですが、いよいよこの項で最後となります。

ここまでお読みいただければ、いかに笑いが大事かおわかりかと思います。

脳の神経細胞というのは、いくつになっても生まれ変わるのです。

記憶をつかさどる「海馬」は、新たに誕生した神経細胞で新しい記憶を一時的にとどめ、過去の記憶を要・不要にわけて、新しい環境適応には古い嫌な記憶を消す作用があります。

百寿者の共通項は、人生を肯定的に見てクヨクヨしないこと。

なぜ百寿者が楽天的なのかと言えば、神経細胞が新たに生まれ、嫌なことを忘れて環境適応しているからです。

加齢医学では85歳を超えると、脳が嫌なことを受け入れなくなり、「老年性超越」と言って超越性幸福度が高くなり、生きがい感情の上昇が見られることがわかっています。

加齢に伴ってネガティブな状況が増えるにもかかわらず、高齢者の幸福感は低くないのです。

たとえば、買いものが好きな人がいるとします。

その人にとっては、好きな買いものをできることは自律的な生活の要であり、行動の目標であり、それが達成されると幸福感も高くなります。

ですが、体力の低下とともに長時間の歩行が難しくなると、自由に買いものをすることもできなくなるので、幸福感も低下すると考えられます。

ところが、実際にはこのような状況に置かれても、心理的にうまく対処することができれば幸福感は下がらないのです。

こうした現象は「エイジングパラドックス」（Aging Paradox）と呼ばれています。

また、高齢になると、ポジティブな気持ちが引き起こされる刺激（笑った顔）はよく注視するようになります。

その一方で、ネガティブな気持ちが引き起こされる刺激（怒った顔）は見ないか、もしくはネガティブな情報よりも、ポジティブな情報をよく記憶するようになるのです。こうした現象があることも報告されています。

つまり、高齢になると幸福度は自然に高まるのです。

一度限りの人生、笑いに笑って長生きしないと損なのです。

おわりに

笑い上手は、生き方上手。

多様な人間関係に起因するストレスから身を守るためには、笑いの視点を活用することが大切です。

笑いは感謝の源で、笑顔は感謝の表れ、心身の真の健康に通じると言えます。

ストレスや不景気を笑い飛ばす対処法は、現代をたくましく生き抜く国際人としての条件と言えるでしょう。

現代人は「動かない、歩かない、汗をかかない、笑わない」と言われますが、笑いの効用を生活の知恵として活かしていくべきです。

路面のショックを吸収するために車のハンドルの遊びが必要なように、人も心のゆとりが必要です。

フランスには「時間が最良の薬」ということわざもあります。

現代人は「待つ」「見守る」という心のゆとりがなく、一刻も早く解決をあせる傾向が強いのです。

「試練は呼びかけ」

「ピンチはチャンス」

この2つの法則を無視していることが、ストレスを増幅しているようにも思います。

だからこそ、表情筋を活性化し、キープスマイルを心がけ、幸運を呼ぶ「明」「元」「素」、つまり、「明るく」、「元気」で、「素直」をキーワードとして、笑い精神（laugh mind）を意識的に発揮して明るく生きたいものです。

ここまでお読みいただき、ありがとうございました。

皆様との出会いに、非常に感謝をいたしまして、本書を終わりにしたいと思います。

橋元慶男

著者略歴

橋元慶男（Hashimoto Keio）

鹿児島県生まれ。日本健康科学協会理事長。博士（心理学）、博士（心身健康科学）、臨床心理士。岐阜聖徳学園大学教授、鈴鹿医療科学大学教授を歴任。
・日本笑い学会理事・講師団。日本医療催眠学会副理事長、笑い療法士、笑いヨガ教師
・精神保健福祉士・社会福祉士、介護福祉士、笑いヨガティチャー
・健康運動指導師、認知症予防専門士、認知症予防支援相談士
・睡眠健康管理士、音楽健康指導士、マインドフル専門士
「笑いが人にもたらす効用データ」をもとに、笑いの伝道師として活躍。「誰もが健康になってもらいたい」との思いから、年齢を問わず気軽に参加できるセミナーを全国各地で実施している。「笑いと健康」「笑いと職場の人間関係」「笑いのストレス解消法」などのテーマで、企業・行政など幅広い分野で講演活動を続け、テレビ出演、新聞掲載も多数。
趣味は落語で、高座名「寺子屋志笑」で活躍中。
主な著書に『基礎から学ぶ学校カウンセリング』（建帛社）、『笑いの効用』（大学図書）、『笑いと健康』（理想書林）、『人間関係論』（理想書林）、『催眠技法の理論と実際』（理想書林）、『心理学への招待』（宣協社）、『臨床福祉学』（大学図書）、『21 世紀の社会福祉論』（宣協社）、『生徒指導と教育臨床の理論と実際』（大学図書）、『笑い療法』、『幸せを呼ぶ感謝療法』などがある。

【元気アップこもの健康づくり事業】
・認知症予防体操（笑健体操）
・認知症は脳トレよりも筋トレ
・認知症予防指導士認定資格取得
「認知症予防指導士」資格と「認知症予防体操」の実施を講義している。

問い合わせ
メール　yh2525@cty-net.ne.jp
電　話　090-9940－5824

笑いで健康長寿

発行日　2021年6月30日　第1刷発行

定　価　本体1500円+税
著　者　橋元慶男

デザイン　涼木秋

発行人　菊池 学
発　行　株式会社パブラボ
〒359-1113　埼玉県所沢市喜多町10−4
TEL 0429-37-5463 FAX 0429-37-5464

発　売　株式会社星雲社（共同出版社・流通責任出版社）
〒112-0005　東京都文京区水道1-3-30
TEL 03-3868-3275

印刷・製本　株式会社シナノパブリッシングプレス

IISBN　978-4-434-29153-1